Patsy Westcott

Die Gesundheitsküche

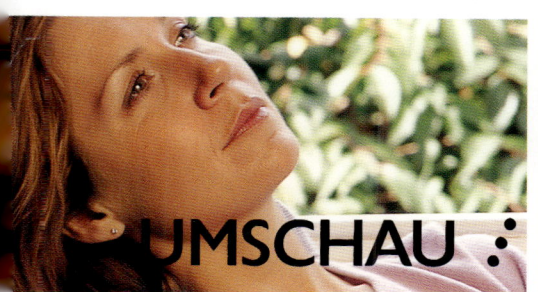

UMSCHAU

Aktiver Schutz für Magen und Darm

Reizdarm-Syndrom –
Chaos im Verdauungssystem

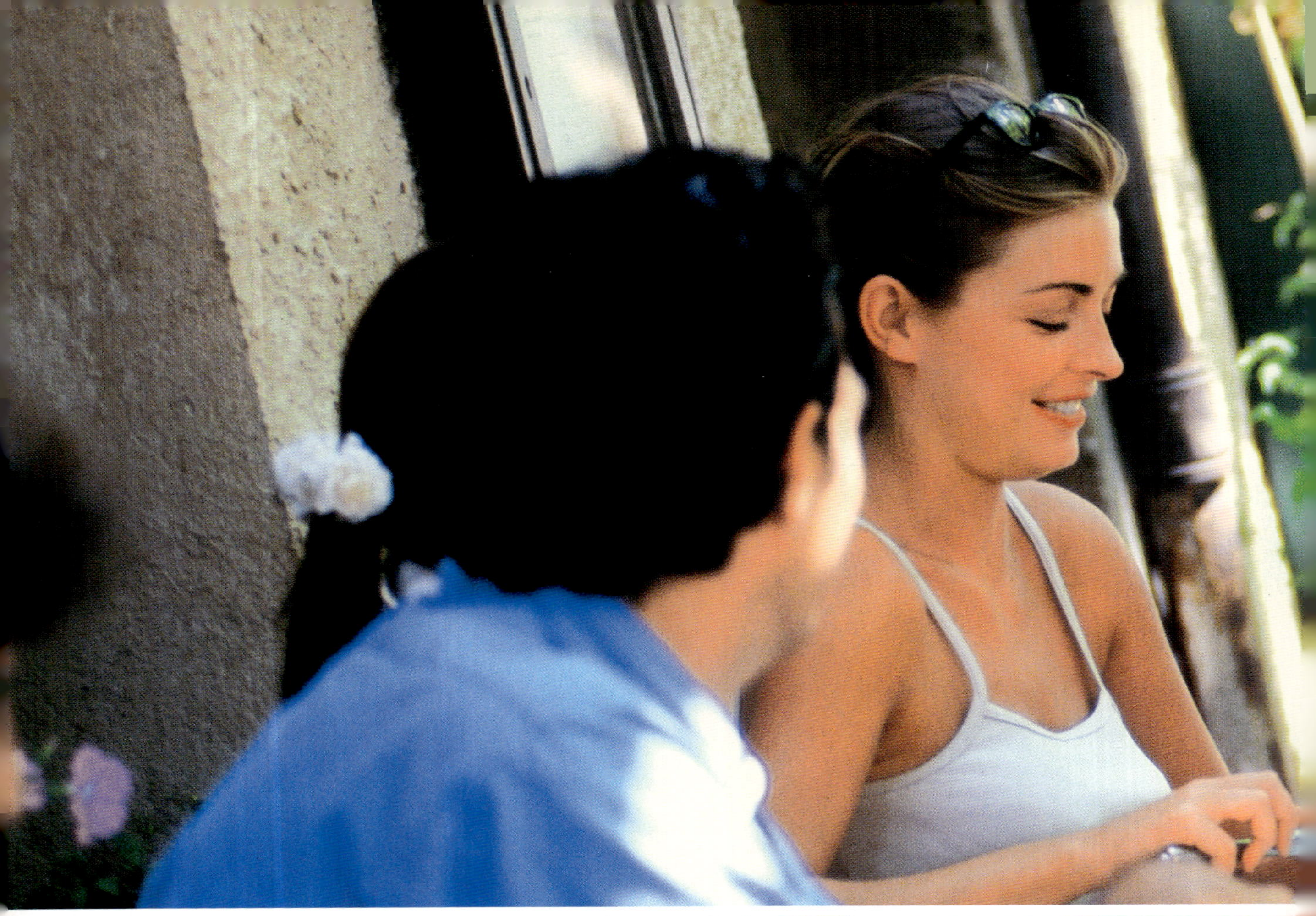

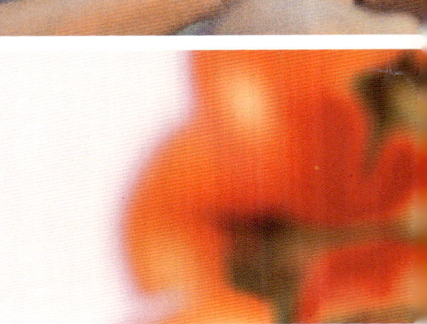

Aktiver Schutz für Magen und Darm

Reizdarm-Syndrom – Chaos im Verdauungssystem

Die Gesundheitsküche

Die Deutsche Bibliothek –
CIP-Einheitsaufnahme
Westcott, Sally:
Aktiver Schutz für Magen und Darm
Reizdarm-Syndrom-Chaos im
Verdauungssystem/Patsy Westcott
Übers.: Annerose Sieck, Falkendorf
Frankfurt/Main: Umschau, 2002
(Die Gesundheitsküche)
Einheitssacht: IBS <dt>
ISBN 3-8295-7137-2

Die Ratschläge in diesem Buch sind von der
Autorin und dem Verlag sorgfältig erwogen
und geprüft worden, dennoch kann eine Ga-
rantie nicht übernommen werden. Eine Haf-
tung für Personen-, Sach- und Vermögens-
schäden ist ausgeschlossen.

Übersetzung: Annerose Sieck, Falkendorf
Lektorat: Jörg-Rüdiger Sieck, Falkendorf
Satz: primustype Hurler GmbH, Notzingen
Printed in China 2002

ISBN 3-8295-7137-2
www.umschau-braus.de

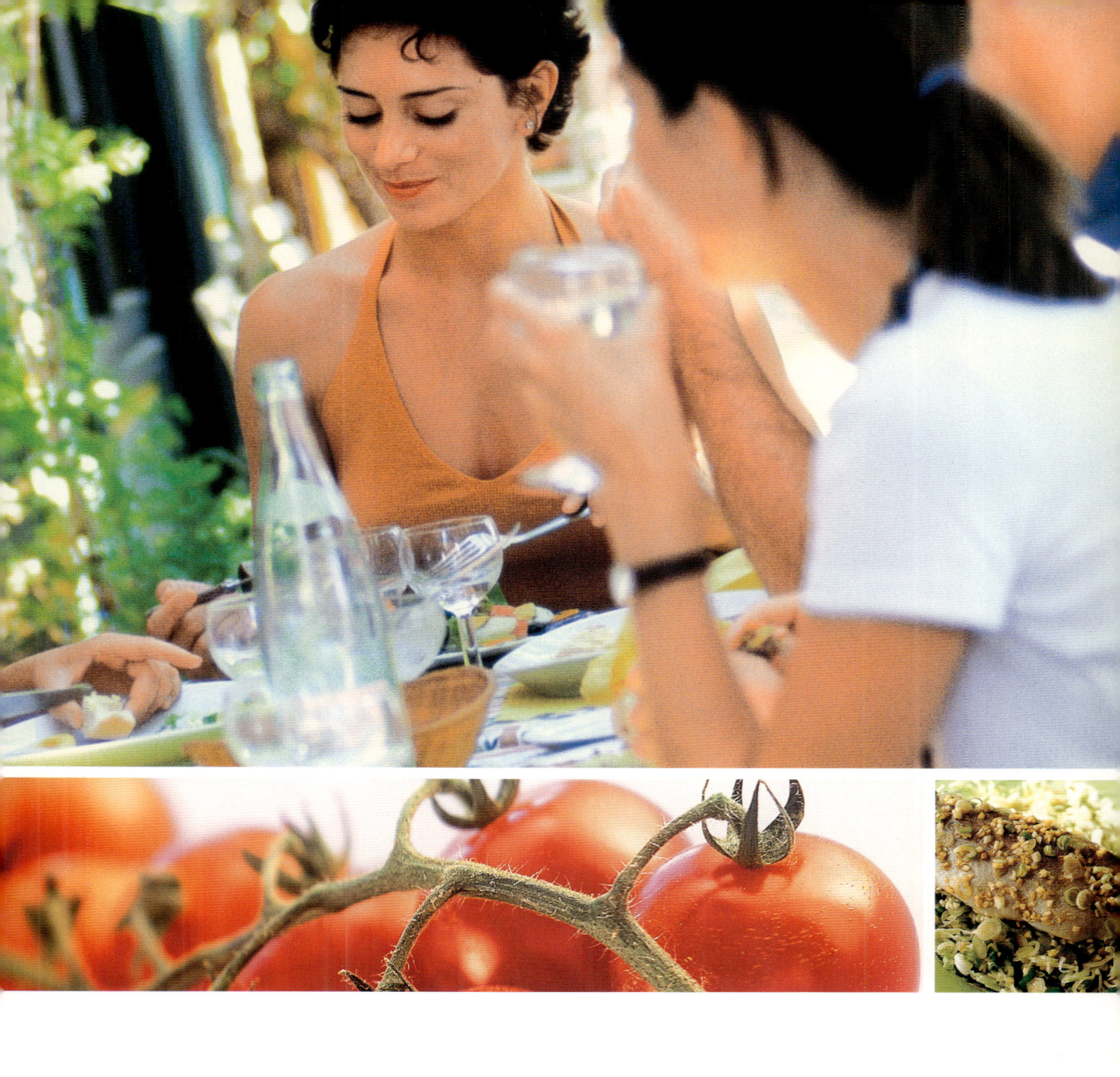

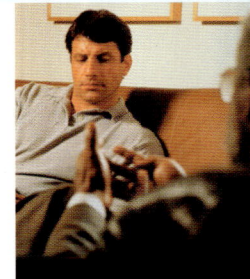
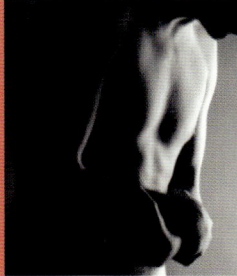
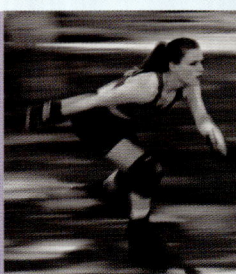
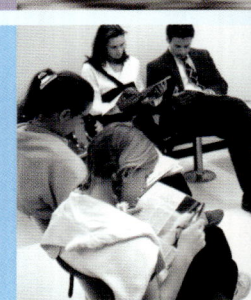

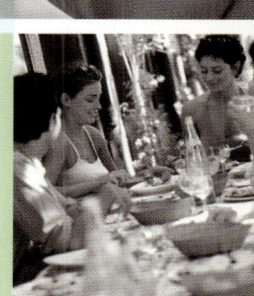
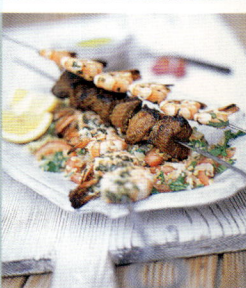
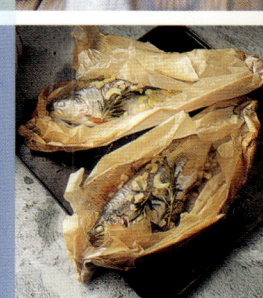
Inhalt

Das Reizdarm-Syndrom

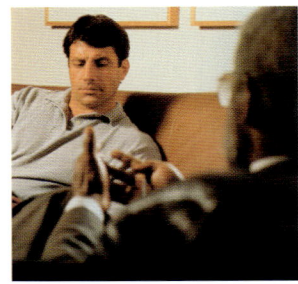

Links: Für die Behandlung von RDS eignen sich die herkömmlichen und die ergänzenden Methoden gleichermaßen.

Das Reizdarm-Syndrom, auch irretables Darmsyndrom oder Reizcolon (medizinisch Colon irretabile) – im Folgenden kurz RDS genannt – zählt in unserer industrialisierten Welt zu den am häufigsten vorkommenden Beschwerden des Verdauungssystems. Nicht nur das: Es gehört auch zu den rätselhaftesten Leiden. RDS betrifft mittlerweile nahezu jeden fünften Menschen und ist zudem der häufigste Grund für Arbeitsunfähigkeit. In Deutschland sind etwa 15 bis 20 Prozent der Bevölkerung betroffen, Frauen häufiger als Männer. Für rund zehn Prozent sind die Beschwerden derart schlimm und lästig, dass sie sich in medizinische Behandlung begeben müssen.

Über die Hälfte aller Menschen, die sich in der Ambulanz von Gastroenterologie-Kliniken einfinden, leiden an RDS. Diese Erkrankung ist also mit Abstand der häufigste Grund für eine Überweisung in eine derartige Klinik. Trotzdem gehen drei Viertel aller Betroffenen wegen ihrer Beschwerden nicht zum Arzt. Und viele von denen, die es doch tun, sind frustriert, weil sie meist nur wenig Hilfe erwarten dürfen.

Die Ursache von RDS bleibt vorerst ein Rätsel. Ärzte sind nicht selten angesichts der Vielzahl der Symptome und der Schwierigkeit, eine effektive Behandlung zu finden, gleichermaßen verwirrt und überfordert. Die gute Neuigkeit: Langsam aber sicher – nach zahlreichen Forschungen – verstehen die Ärzte immer mehr von diesem Leiden.

Den meisten Betroffenen ist bekannt, dass Nahrungsmittel Beschwerden auslösen, diese aber auch lindern können. Glücklicherweise gleicht die empfohlene Ernährung in weiten Teilen einer Kost, von der man annimmt, dass sie ohnehin zu einem vitalen, langen, gesunden Leben beiträgt: viel frisches Obst und Gemüse, fetthaltiger Fisch, Nüsse, Samen und Vollkornprodukte.

Natürlich gibt es für das Leiden nicht nur eine einzige Ursache. Genauso wenig gibt es nur einen einzige Möglichkeit, die sie verhindern könnte. Auch die gesündeste Ernährung erklärt noch nicht alles. Dieser Ratgeber möchte erreichen, dass Sie die vielen unterschiedlichen Aspekte des Reizdarm-Syndroms kennen und verstehen lernen.

RECHTS: Symptome und Beschwerden des RDS können durch eine auf die Erkrankung abgestimmte Ernährung gelindert werden.

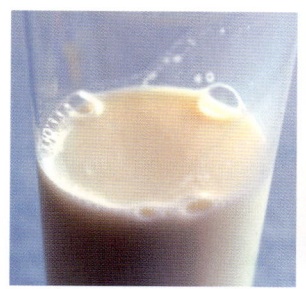
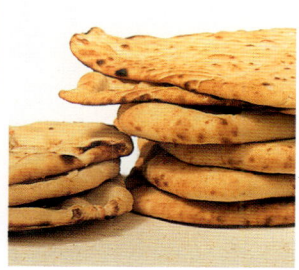

Im Mittelpunkt steht zunächst der Verdauungsapparat und seine Funktionsweise. Sie erfahren, wie die Verdauung bei Menschen arbeitet, die an RDS leiden. Gleichzeitig werden einige der Erklärungsansätze für die Ursachen von RDS unter die Lupe genommen und darüber hinaus interessante Verknüpfungen zwischen Gehirn und Darm vorgestellt.

Im zweiten Kapitel erfahren Sie alles über die potenziellen Faktoren, die RDS-Beschwerden auslösen können. Sie bekommen Hilfen an die Hand, wie Sie diese besser in den Griff bekommen können. Und schließlich erfahren Sie, wie Sie besser mit Ihrem Leiden leben können: ob bei der Arbeit, in der Freizeit oder zu Hause.

Alles über die herkömmlichen medizinischen Untersuchungsmethoden, die Ihr Arzt verwendet, bevor er RDS diagnostizieren kann, lernen Sie im dritten Kapitel kennen. Hier erfahren Sie auch etwas über Behandlungen, die der Arzt verordnet, und über frei verkäufliche Medikamente.

Das Reizdarm-Syndrom ist schwer zu behandeln. Sogar Ärzte stimmen darin überein, dass die gegenwärtigen Behandlungen nur begrenzt erfolgreich sind. Vielleicht ist dies einer der Gründe dafür, warum eine große Anzahl Betroffener ergänzende Therapien in Anspruch nehmen. Das vierte Kapitel stellt eine Vielzahl dieser Therapieansätze vor, die sich bei der Behandlung von RDS als sinnvoll erwiesen haben. Sie erfahren, was Sie vom Therapeuten erwarten dürfen, wie er oder sie in der Lage ist zu helfen und welche neueren Forschungsergebnisse es hinsichtlich der unterschiedlichen Methoden gibt.

Die Ernährung wird im fünften Kapitel gründlich in Augenschein genommen. Es geht nicht nur um die Art und Weise, wie Sie essen sollten und somit die Beschwerden kontrollieren, sondern auch um die richtigen Nährstoffe, etwa Ballaststoffe.

Am Schluss dieses Ratgebers sind in zwei Kapiteln empfehlenswerte gesunde Rezepte zusammengestellt, die Sie darin untersützen, gesünder zu essen und die Symptome zu steuern.

Ziel dieses Buches ist, Ihr Wissen vom Reizdarm-Syndrom zu vertiefen und zu zeigen, wie man mit den Beschwerden umgehen kann.

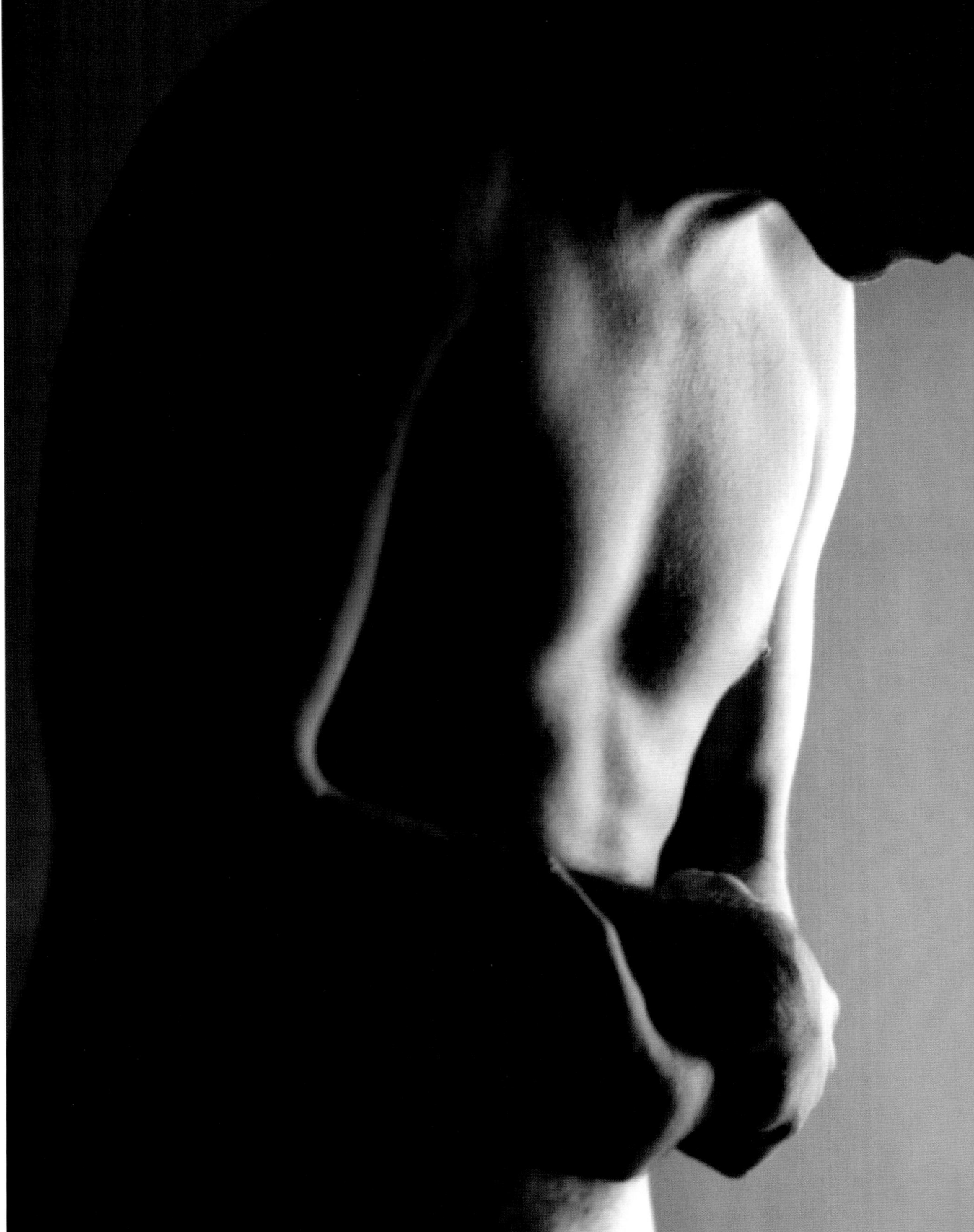

Kapitel 1

Irgendwann einmal hat praktisch jeder von Ihnen einige Symptome des Reizdarm-Syndroms kennen gelernt: Bauchschmerzen, Blähungen, Verstopfung und Durchfall. Was Menschen, die an RDS leiden, jedoch von anderen unterscheidet, ist, dass diese Beschwerden gemeinsam auftreten und längere Zeit andauern.

Für einige Betroffene sind die Symptome nur ein gelegentliches Ärgernis. Andere sind wesentlich stärker mit der Krankheit konfrontiert und bedauerlicherweise gibt es einige wenige Menschen, die von Bauchkrämpfen, Verstopfung oder Durchfall nahezu gelähmt sind. Der häufige Gang zur Toilette bestimmt ihren Alltag.

Wenn Sie die möglichen Ursachen und Auslöser des Leidens verstehen, sind Sie eher in der Lage, die Beschwerden zu steuern und damit auszuschließen, dass RDS Ihr Leben vollständig bestimmt. In diesem Kapitel erfahren Sie, was RDS ist und auf welche Weise es mit Ihrem Verdauungsapparat in Verbindung steht. Symptome und die möglichen Ursachen werden ausführlich beschrieben. Wer sein Leiden kennt und versteht, hat den ersten Schritt in ein RDS-freies Leben getan oder ist zumindest fähig, die Beschwerden zu reduzieren.

Die Definition

Das Reizdarm-Syndrom ist keine Erkrankung im eigentlichen Sinn, eher ein Leiden bzw. eine Störung. Der Begriff „Syndrom" umfasst ein festes Muster von Symptomen, die gemeinsam auftreten, und er ist gekoppelt an eine bestimmte Form der Störung. Beim RDS gehören dazu Bauchschmerzen, veränderte Darmgewohnheiten, Stuhlunregelmäßigkeiten und ein aufgedunsener Bauch.

RDS ist ein chronisches Leiden, eines, das lange Zeit das Leben bestimmt; es gibt zwischendurch akute Schmerzattacken, die immer wieder unverhofft aufflackern können.

UNTEN: Das Reizdarm-Syndrom ist weltweit verbreitet. Es kann jeden treffen – Mann oder Frau – unabhängig vom Alter und der ethnischen Zugehörigkeit.

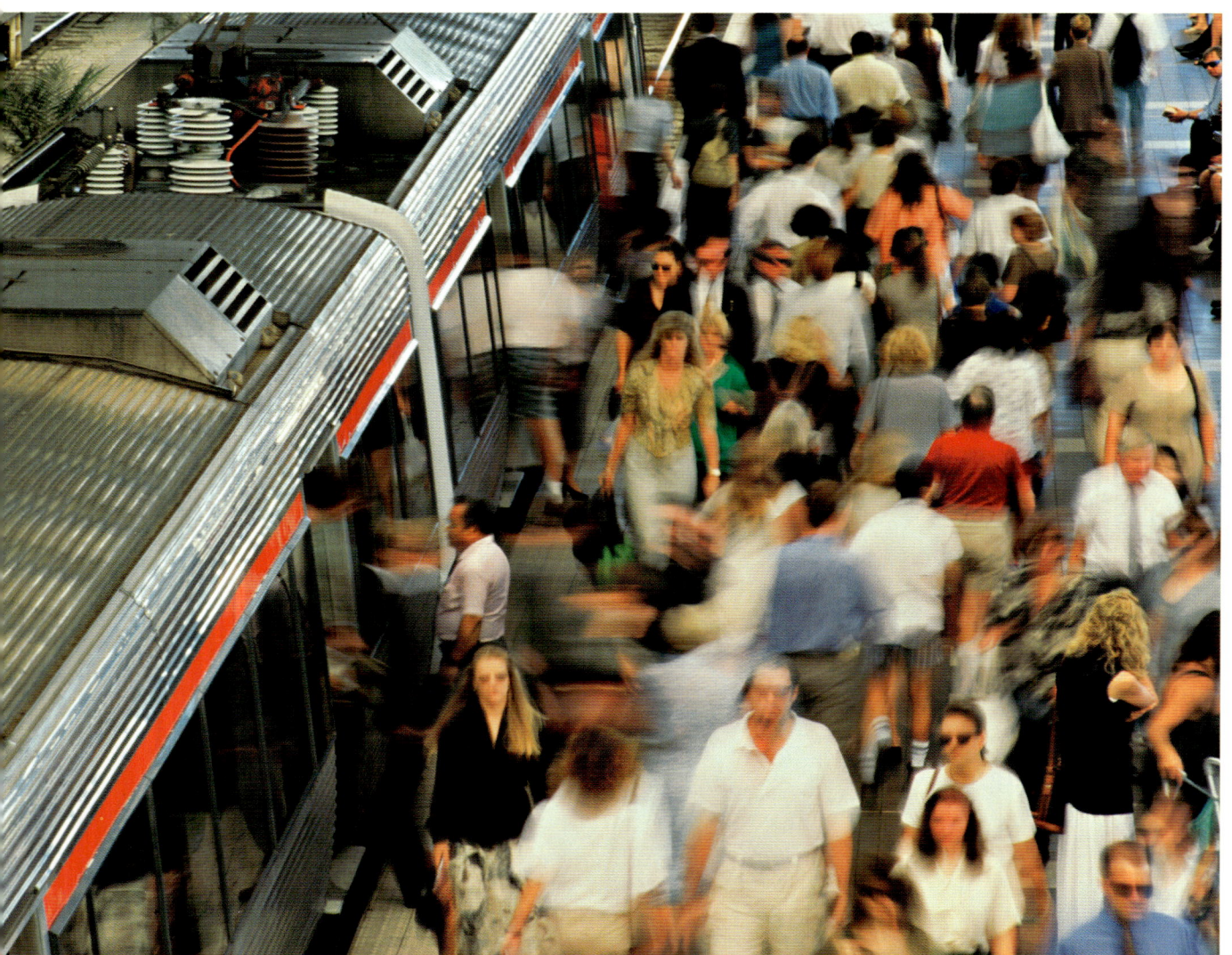

Viele unterschiedliche Bezeichnungen haben lange Zeit versucht, dem Phänomen einen Namen zu geben. Dazu gehören Colitis (Dickdarmentzündung), Colitis mucuosa (muköse Dickdarmentzündung), spastische Colitis, Reizcolon und Colon irretabile. Diese Bezeichnungen sind nicht nur veraltet, sie sind auch sehr irreführend, indem sie eine klare körperliche Ursache wie etwa eine Entzündung (Colitis bedeutet Entzündung des Colon) voraussetzen oder fälschlicherweise den Gedanken fördern, RDS gäbe es lediglich in der Einbildung.

Funktionelle Darmstörungen

RDS gehört zu den Leiden, die Ärzte mit dem Begriff „Funktionelle Darmstörungen" umschreiben. Unter ihnen ist das Reizdarm-Syndrom das am häufigsten diagnostizierte. Die Indikation einer funktionellen Darmstörung ist dann angezeigt, wenn Arbeitsweise bzw. Funktion des Darms sich geändert haben und ein offensichtlicher Grund wie etwa eine Verletzung, Entzündung, Fehlentwicklung oder ein chemisches Ungleichgewicht nicht festzustellen sind.

Ein gereizter Darm sieht absolut normal und gesund aus, sowohl mit bloßem Auge wie auch unter dem Mikroskop betrachtet.

Leider war dies bis vor kurzem mit der Grund dafür, dass RDS sich verbreitet hat. Die Beschwerden wurden als psychosomatisch abgetan und die Betroffenen als Neurotiker abgekanzelt. Wie bei vielen anderen Erkrankungen besteht auch bei RDS eine Wechselwirkung zwischen Körper und Seele, aber das heißt noch lange nicht, dass die Symptome nur eingebildet sind. Seit man mehr und mehr über RDS weiß, spielen diese wenig hilfreichen Etiketten nur noch selten eine Rolle.

Wer bekommt RDS?

RDS kann jeden treffen, egal welchen Alters. Allerdings entwickeln sich die Beschwerden gehäuft zwischen dem 15. und 40. Lebensjahr. Selten dagegen entsteht das Leiden erst nach dem 50. Lebensjahr, auch wenn die Symptome in dieser Lebensphase anhalten können. Männer und Frauen sind gleichermaßen betroffen. Frauen gehen allerdings wegen ihrer Beschwerden dreimal häufiger zum Arzt als Männer, und sie leiden verstärkt in den ersten Tagen der Regelblutung darunter.

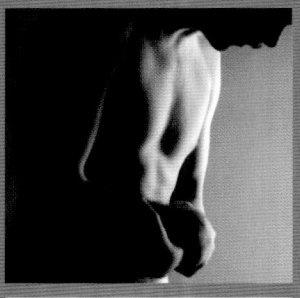

Was ist das
Reizdarm-
Syndrom?

Wahr oder falsch?

RDS ist nur eine Einbildung

→ **Falsch**. In dem Maße, wie RDS nicht durch anatomische oder strukturelle Defekte ausgelöst wird, sind die Tests normal. Wie bei anderen Krankheiten auch können sich die Symptome durch Stress und Angst verschlimmern. Neuere Studien deuten an, dass die Kommunikation zwischen den Botenstoffen in den Eingeweiden und dem Gehirn eine wichtige Rolle spielen.

Auslöser ist eine Nahrungsmittelallergie

→ **Wahr und falsch.** Die meisten Untersuchungen gehen nicht davon aus, dass RDS durch eine Nahrungsmittelallergie – in dem Sinne, dass das Immunsystem überreagiert – ausgelöst wird. Jedoch weisen Studien nach, dass Betroffene durchaus sensibel auf bestimmte Lebensmittel reagieren können.

Sie können sich mit RDS anstecken

→ **Falsch.** RDS wird nicht durch Bakterien oder Viren übertragen. Andererseits kann das Leiden durch einen Anfall von Gastroenteritis (Magen-Darm-Entzündung) ausgelöst werden (etwa Lebensmittelvergiftung oder falsche Urlaubsernährung). Das Reizdarm-Syndrom kann auch das Ergebnis exzessiven Wachstums von gesunden Bakterien im Darm sein.

RDS kommt gehäuft in einer Familie vor

→ **Wahr und falsch.** Im Allgemeinen ist RDS nicht erblich. Allerdings ist das Leiden weit verbreitet. Wenn Sie an RDS leiden, kann es also sein, dass ein weiteres Familienmitglied ebenfalls betroffen ist. Darüber hinaus arbeiten Forscher an der Frage, ob ein vererbter Fehler im vegetativen Nervensystem bei einigen Menschen der Auslöser für RDS sein könnte.

Grund für RDS ist eine Entzündung

→ **Falsch.** Im Gegensatz zu organischen Darmerkrankungen wie Colitis ulcerosa und Morbus Crohn ist eine Entzündung nicht die Ursache für das Reizdarm-Syndrom. Es kann aber eine entzündliche Komponente geben.

RDS kann Verdauungskrankheiten auslösen

→ **Falsch.** RDS löst keine anderen Magen-Darm-Erkrankungen aus. Ebenso wenig wird es durch ein Geschwür, Gallensteine, Krebs oder andere schwere Krankheiten hervorgerufen.

Die Symptome des Reizdarms

Die Symptome können sich bei verschiedenen Menschen und bei jedem einzelnen von Zeit zu Zeit unterscheiden. Halten Sie Ausschau nach einem Muster mit ständigen und wiederkehrenden Symptomen, das mindestens drei Monate andauert. Zu den Symptomen gehören:

ABDOMINALSCHMERZ (BAUCHSCHMERZ)

Schmerz – meist intermittierend – erstreckt sich auf den gesamten Bauchraum, meist jedoch ist die linke untere Bauchhälfte betroffen. Der Schmerz kann sich bei Verstopfung verschlimmern bzw. verbessern, wenn der Betroffene Stuhlgang hat bzw. Darmwinde ablassen kann. Frauen empfinden die Abdominalbeschwerden meist schlimmer.

VÖLLEGEFÜHL ODER AUFGEDUNSENSEIN

Sie fühlen sich unangenehm „gefüllt" und Hose oder Rock kneifen. Ihr Bauch reagiert empfindlich auf Berührungen. Meist verschlimmert sich das Gefühl des Aufgedunsenseins im Laufe des Tages. Dies kann mit einem knurrenden Magen und Flatulenzen (Blähungen) einhergehen.

VERÄNDERTE STUHLGEWOHNHEITEN

Einige Betroffene leiden unter schmerzhaftem weichem Stuhlgang oder Durchfall (Diarrhoe), andere haben harten Stuhlgang oder Verstopfung (Obstipation), wieder andere leiden abwechselnd an beiden Formen. Durch RDS können Darmbewegungen seltener oder häufiger stattfinden. Auch der Drang, den Darm entleeren zu müssen, kann auftreten.

GEFÜHL UNVOLLSTÄNDIGER DARMENTLEERUNG

Betroffene haben häufig das Gefühl, dass der Darm nicht ausreichend entleert ist – auch direkt im Anschluss an Darmbewegungen. Dies kann zu fruchtlosen Spannungen führen, in der Medizin bekannt als Tenesmus (schmerzhafter Stuhlzwang). Es kann auch zu einem stechenden Schmerz im Anus führen – der so genannten Proktalgie.

SCHLEIM IM STUHL

Bei RDS-Betroffenen können die Schleimdrüsen in den Darmwänden überaktiv sein. Langsame Darmbewegungen verlängern den Kontakt mit ihnen. Dies kann zu hartem, kugelähnlichem, mit Schleim bedecktem Stuhl führen. Möglich ist auch ein Stuhl, der nur aus Schleim besteht.

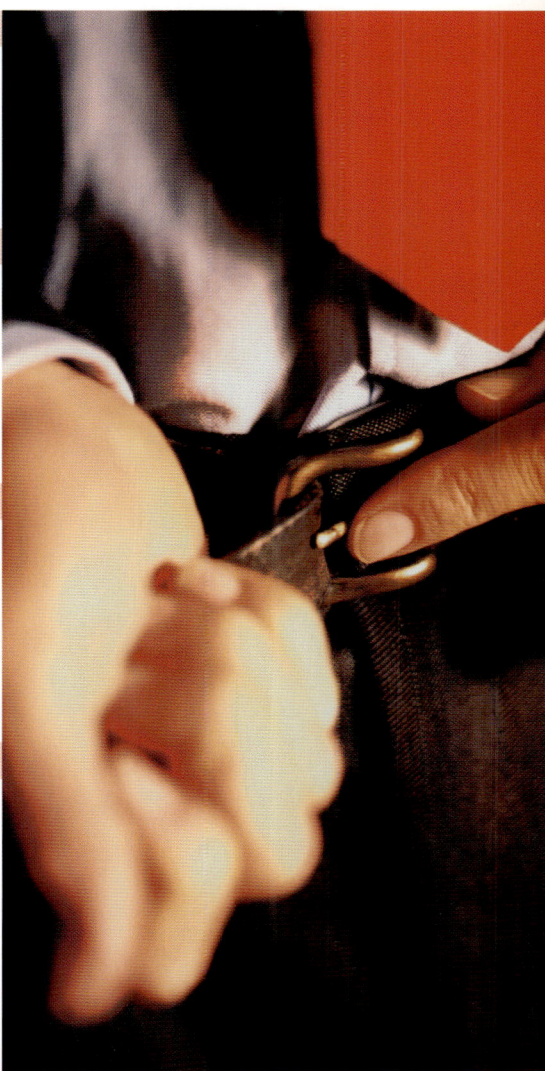

UNTEN: Unangenehmes Völlegefühl ist eines der häufigsten Symptome des Reizdarm-Syndroms. Die Betroffenen haben dann stets das Bedürfnis, die Kleidung zu lockern.

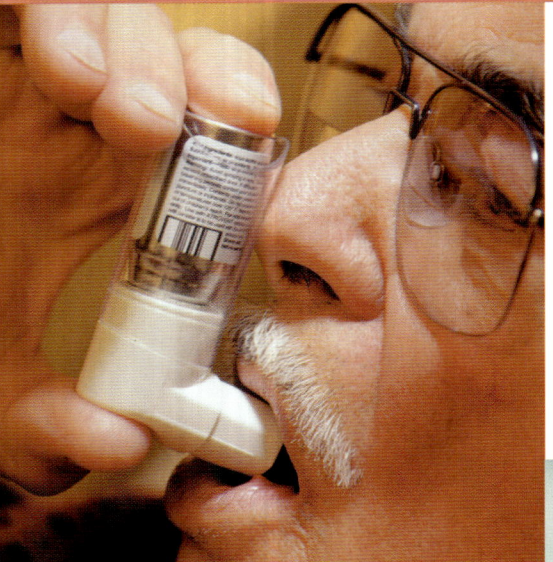

Wie gefährlich ist RDS?

Die Beschwerden können harmlos sein und nur gelegentlich Probleme bereiten, etwa ein Anfall von Magenschmerz kurz vor der Darmentleerung oder das dringende Bedürfnis, gleich früh morgens auf die Toilette gehen zu müssen. Am anderen Ende der Skala gibt es Betroffene, die von ihren Beschwerden total eingenommen werden. Auch wenn die Symptome schwer sein können, das Reizdarm-Symptom selbst ist nicht gefährlich im Sinne einer fortschreitenden oder lebensbedrohlichen Erkrankung.

OBEN: Menschen, die an RDS leiden, neigen dazu, Asthma zu entwickeln. Schuld daran ist eine Überempfindlichkeit der Atemwege.

RECHTS: Migräne und Spannungskopf-schmerz gehören zu den Symptomen, die häufig festzustellen sind.

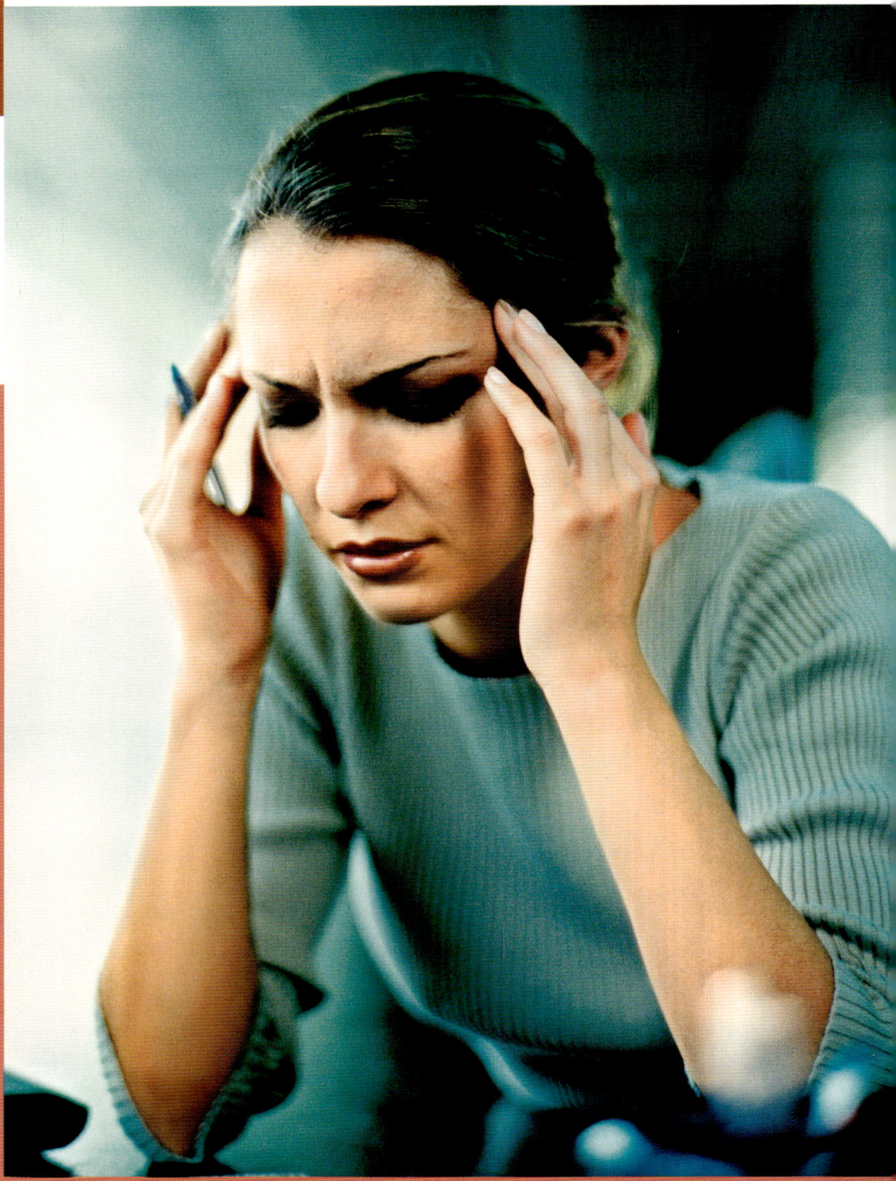

Weitere Symptome, die mit RDS zusammen auftreten können

Einige Menschen leiden nicht nur an Darmbeschwerden. Auch andere Teile des Körpers können in Mitleidenschaft gezogen werden.

Übelkeit und Völlegefühl	Übelkeit und Brechreiz sind allgemeine Merkmale des Reizdarm-Syndroms, richtiges Erbrechen aber ist eher selten. Betroffene klagen zudem über ein unangenehmes Gefühl der Fülle nach den Mahlzeiten.
Reizblase	Betroffene können eine überaktive Blase haben. Zu den Beschwerden zählen dann häufigeres Wasserlassen, und das Gefühl, die Blase nicht vollständig entleert zu haben.
Migräne und Spannungskopfschmerz	Einige am Reizdarm-Syndrom Leidende sind anfälliger für Migräne und Spannungskopfschmerz.
Schmerzhafter Geschlechtsverkehr und schmerzhafte Regelblutungen	Frauen können beim Verkehr (Dyspareunie) und während der Regelblutung (Dysmenorrhoea) Schmerzen haben.
Lethargie, chronische Müdigkeit	Einige Betroffene fühlen sich ständig schlapp und müde.
Sodbrennen	Durch den Rückfluss von Magensäure kommt es zu Sodbrennen. Manchmal wird es von Brustschmerz begleitet.
Fibromyalgie	Die Betroffenen plagen Muskelschmerzen und Muskelhärte. Oft kommen Müdigkeit und Schlappheit hinzu. Ärzte beobachteten, dass Menschen, die an Fibromyalgie leiden, auch Symptome von RDS zeigen.
Psychische Symptome	Betroffene können an Angstzuständen, Frustrationsgefühlen und an einer Depression leiden.
Asthma	Wer an RDS leidet, entwickelt mit einer größeren Wahrscheinlichkeit Asthma. Dies liegt an der Überempfindlichkeit der Atemwege (bronchiale Überaktivität).

Die Herrschaft des Geistes über den Körper

Einige Ärzte – meist sind dies Psychiater – führen RDS auf eine Somatisierung (körperliche Ausprägung) zurück. Emotionaler Stress, Angstzustände und Depressionen äußern sich ihrer Ansicht nach in körperlichen Beschwerden. Verständlicherweise ärgern sich viele Betroffene über diesen Erklärungsansatz, mag er doch nahe legen, dass die Beschwerden nicht wirklich vorhanden sind. Ärzte, die sich auf somatische Störungen spezialisiert haben, betonen, dass dies nicht gemeint ist. Die Beschwerden sind immerhin real genug.

RECHTS: Ein allgemeiner Überblick über das Verdauungssystem.

Da auch Bereiche außerhalb des Darms betroffen sein können, vertreten einige Ärzte die Ansicht, dass RDS Teil einer allgemeinen Fehldisposition sein könnte. Das gesamte weiche Muskelgewebe (spezielles Muskelgewebe, das sich in allen Körperbereichen befindet, in denen die zuvor beschriebenen Symptome auftreten können) ist demnach berührt und nicht nur der Magen-Darm-Trakt oder die Bauchorgane.

Das Verdauungssystem

Wenn Sie wissen, wie das Verdauungssystem funktioniert, können Sie sicher viel leichter verstehen, was bei RDS nun eigentlich falsch läuft. Der Begriff „Darm" ist mit Colon gleichzusetzen, der wiederum ein Teil des Dickdarms bzw. des Gastrointestinaltrakts (Verdauungstrakts) ist.

Ein gesundes Verdauungssystem ist lebenswichtig. Hier wird alles, was Sie essen und trinken, zerkleinert und in die Rohmaterialien umgewandelt, die unsere Zellen benötigen – vom Tag unserer Geburt an bis zu unserem Tod. Nur so erhält unser Körper die notwendigen Brenn- und Nährstoffe, die er fürs Überleben benötigt.

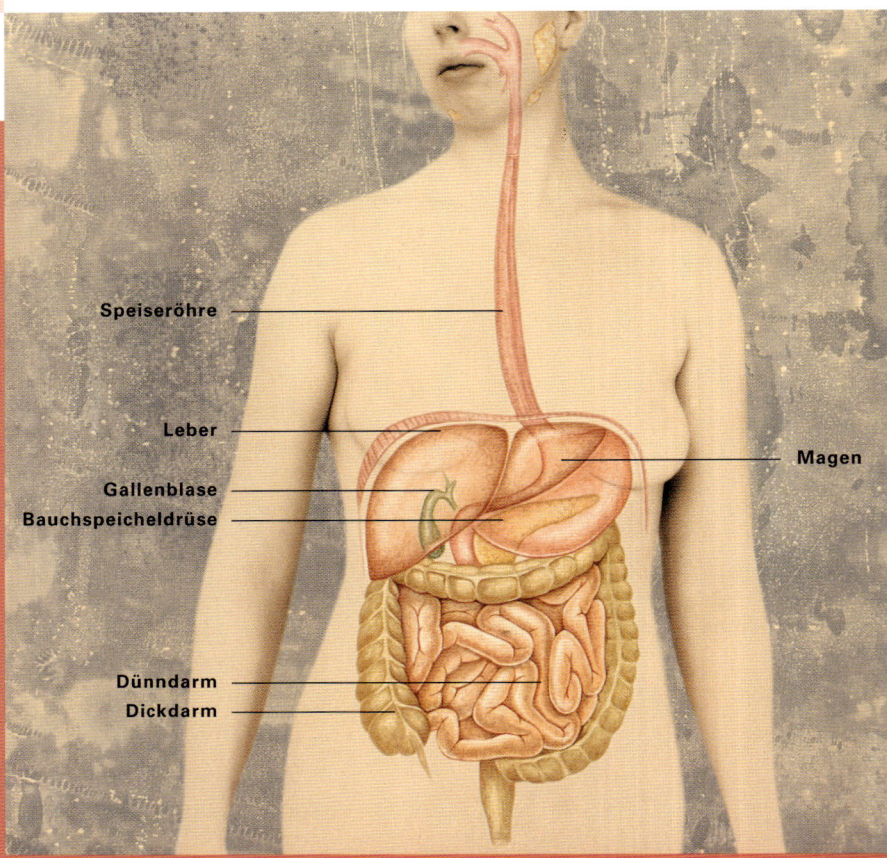

Speiseröhre

Leber

Magen

Gallenblase
Bauchspeicheldrüse

Dünndarm
Dickdarm

Der Verdauungstrakt

Der Verdauungstrakt, auch Gastrointestinaltrakt oder Verdauungskanal genannt, ist ein etwa neun Meter langer Muskelschlauch, der sich durch unseren Körper schlängelt – vom Mund bis zum Anus (After). Er nimmt die Nahrung auf und zerlegt sie in die einzelnen Nährstoffe. Die Spaltprodukte werden von der Blutbahn aufgenommen, die unverdaulichen Reste vom Körper ausgeschieden.

Zum Verdauungstrakt gehören Mund, Rachen (Pharynx), Speiseröhre (Ösophagus), Magen, Dünn- und der Dickdarm. Andere an der Verdauung beteiligte Organe sind Zähne, Zunge und Gallenblase. Die Speicheldrüsen, Leber und Bauchspeicheldrüse sondern die Enzyme ab, die für die Zerlegung der Nahrung notwendig sind.

Der Verdauungprozess

Wenn Sie eine Mahlzeit zu sich nehmen, wird die Nahrung gekaut, vermischt, geformt und mit Speichel durchtränkt. Dies ist der Anfang der so genannten chemischen Verdauung. Der weiche Nahrungsbrei (Bolus) wird heruntergeschluckt und in den Rachen transportiert, einem Hohlorgan mit Muskelwand, das sich auf der Rückseite der Kehle befindet. Von hier aus wird der Nahrungsbrei durch eine Reihe von wellenartigen Kontraktionen in die Speiseröhre transportiert.

DER ÖSOPHAGUS (SPEISERÖHRE)

Die Speiseröhre – ein etwa 25 cm langer elastischer Muskelschlauch – besteht aus vier Schichten: einer Schleimmembran, die das Heruntergleiten der Nahrung ermöglicht, der Submucosa, einer dickeren Muskelschicht und einer äußeren schützenden bindegewebsartigen Schicht.

DER MAGEN

Von der Speiseröhre gelangt die Nahrung in den Magen, ein etwa 25 cm großer J-förmiger Behälter, ein Sammelbecken, in dem die Nahrung in eine weiche Paste (Chymus) umgewandelt wird. Ein leerer Magen hat ein Volumen von etwa 50 Milliliter; wenn er mit Nahrung gefüllt ist, kann er bis zu vier Liter fassen.

Im Magen wird der Nahrungsbrei in noch kleinere Bestandteile „zerstampft", vermischt und zerlegt. Magensäfte, Säuren und Enzyme – von den Magendrüsen frei gesetzt – zerlegen die Nahrung innerhalb einiger Stunden in ihre Hauptbestandteile: Proteine, Stärken, Fette und Zucker.

Was passiert eigentlich mit dem, was wir essen?

Die Verdauung ist ein komplexer Prozess, der das Zusammenspiel einer ganzen Reihe von Aktivitäten erforderlich macht. Zwei Schlüsselprozesse sind an der Verdauung beteiligt:

1. In der **mechanischen Verdauung** bereitet Ihr Körper die Nahrung auf die chemische Verdauung vor. Diese geschieht durch Enzyme. Zur mechanischen Verdauung gehören das Kauen, das Vermischen der Nahrung mit Speichel und das „Zerstampfen" im Magen.

2. In der **chemischen Verdauung** werden die Nahrungsbestandteile durch Enzyme so weit zerkleinert, dass sie vom Blutstrom aufgenommen werden können. Der Prozess beginnt bereits im Mund und endet im Dünndarm.

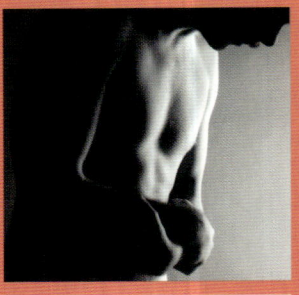

Was ist das Reizdarm-Syndrom?

Vom Magen gelangt der Speisebrei (Chymus) in den Dünndarm, wo der größte Teil der Verdauung stattfindet. Im ersten Abschnitt des Dünndarms, dem Zwölffingerdarm (Duodenum), werden die säurehaltigen Mageninhalte durch eine Reihe unterschiedliche Sekrete neutralisiert.

Vom Zwölffingerdarm geht es weiter in den nächsten Dünndarmabschnitt, den Leerdarm (Jejunum), ein Schlauch, der im Inneren aus eine Reihe kreisförmiger Schlingen besteht. Diese machen es möglich, dass Nahrung und Nährstoffe verflüssigt werden und in den Blutstrom gelangen. Hier werden auch einige der fetthaltigen Bestandteile vom lymphatischen System aufgenommen. Was von der aufgenommenen Nahrung übrig bleibt, gelangt in den 3,5 Meter langen Krummdarm (Ileum). Von dort aus gelangen Nahrungsbestandteile in den Blutstrom.

Die festen Teile, die nach der Passage durch den Dünndarm übrig geblieben sind, gelangen in den Dickdarm, der auch Enddarm genannt wird. Der erste Abschnitt des Dickdarms ist der Grimmdarm (Colon), der etwa 1,3 Meter lang ist.

Die Aufgabe des Colon besteht darin, Abfallprodukte zum Anus zu transportieren. Dies geschieht durch wellenartige Muskelkontraktionen (Peristaltik). Darüber hinaus entzieht der Colon Salze und Wasser – der Stuhl wird auf diese Weise fest. Etwa 2,4 Liter flüssiger Abfallprodukte leitet der Dünndarm täglich an den Dickdarm weiter. Die meiste Zeit arbeitet der Colon nur wenig. Wenn Sie gerade eine Mahlzeit zu sich genommen haben, zieht sich der Colon in seiner gesamten Länge zusammen – dies geschieht an bestimmten Punkten. Die Kontraktionen erfolgen normalerweise in Abständen von zehn Zentimetern und in Intervallen von zehn Minuten. Dies verlangsamt den Fluss der Abfallprodukte und garantiert, dass sie stets mit der Darmwand in Kontakt bleiben. Auf diese Weise kann das Wasser absorbiert werden. Darmbakterien zersetzen die unverdaulichen Speisereste und Ballaststoffe. Dies kann einige Tage dauern.

Anschließend wandert der Stuhl in den Mastdarm (Rectum), ein Muskelschlauch, der den Stuhl bis zur Entleerung speichert. Das Rectum ist mit Epithelgewebe überzogen, das Schleimdrüsen enthält. Diese „schmieren" den Stuhl, damit dieser leichter passieren kann. Der letzte Abschnitt des Verdauungstrakts ist der Anus oder Anuskanal, die Öffnung, durch den die festen Abfallprodukte, die Fäkalien, den Körper verlassen. Der Stuhl besteht im Allgemeinen aus 75 Prozent Wasser und 25 Prozent festen Bestandteilen.

UNTEN: Das Verdauungssystem ist im Grunde genommen ein langer, hohler Schlauch. Er reicht vom Mund bis zum Anuskanal.

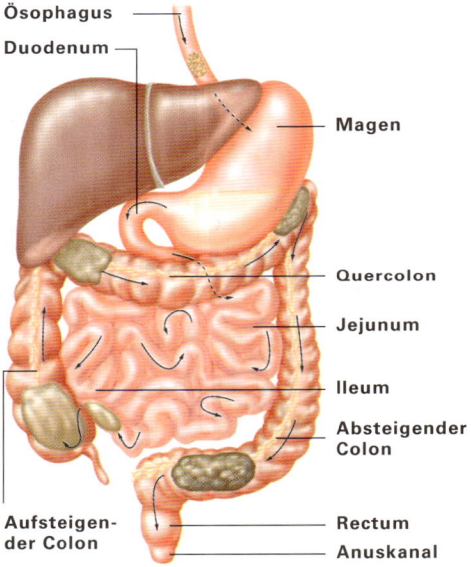

Ösophagus
Duodenum
Magen
Quercolon
Jejunum
Ileum
Absteigender Colon
Aufsteigender Colon
Rectum
Anuskanal

Was läuft falsch bei RDS?

Obwohl die genauen Gründe noch weitgehend unbekannt sind, gibt es einige interessante Ansatzpunkte für eine Erklärung. Wissenschaftler fanden heraus, dass der Darm bei RDS-Betroffenen auf unterschiedliche Weise nicht normal arbeitet. Zum einen kann die Muskelaktivität oder -motilität gestört sein. Zum zweiten kann die Empfindlichkeitsschwelle, was Schmerz und Druck anbelangt, niedriger liegen als bei gesunden Menschen. Schließlich können Störungen in der Kommunikation zwischen Darm und Gehirn die Ursache für die Symtome sein.

Motilitätsänderungen

Der Begriff Motilität umfasst die gesamten Muskelaktivitäten des Darms. Die Motilität, also unwillkürlich ablaufende Muskelbewegungen, werden durch Übermittlung der Nerven und Hormone sowie durch die elektrische Aktivität der Colonmuskels gesteuert.

Im Normalfall stimuliert die Nahrungsaufnahme die Muskeln des Magen-Darm-Trakts zu rhythmischen Kontraktion- und Ruhephasen, damit die Speisen den Weg durch das Verdauungssystem nehmen können.

Untersuchungen gehen davon aus, dass dieser Prozess bei RDS-Betroffenen gestört ist. Statt den normalen, glatten Weg durch den Verdauungstrakt zu gehen, passiert Folgendes: Die Kontraktionen sind zu schnell und verursachen Durchfall, oder sie sind zu langsam und lösen Verstopfung aus. Eine berühmte Studie der John Hopkins Universität (USA) fand heraus, dass gesunde Menschen täglich zwischen sechs und acht peristaltische Kontraktionen im Colon haben. Anders bei RDS-Betroffenen. Sie haben so gut wie keine oder mehr als 25, je nachdem, ob Durchfall oder Verstopfung vorherrschen.

Ein weiterer interessanter Befund: Der Colon von Menschen, die an RDS leiden, neigt schon bei der geringsten Stimulation zu Krämpfen. Deshalb verursachen normale Reize, etwa eine Mahlzeit oder leichte Blähungen, eine stärkere und schmerzhafte Kontraktion des Colon.

Ärzte haben auch Unterschiede in der Aktivität des Dünndarms untersucht. Sie stellten fest, dass RDS-Betroffene anfällig für kurze Ausbrüche intensiver Dünndarmaktivität sind, denen lange Ruheintervalle folgen. Man spricht auch von Cluster-Kontraktionen. Einige dieser Kontraktionen scheinen mit Bauchschmerzen zusammenzufallen.

Wissenschaftler untersuchten die Länge der Zeit, die der Stuhl für seine Passage durch den Darm benötigt. Wo Durchfall als Symptom vorherrscht, ist die Transportzeit kürzer als bei gesunden Menschen.

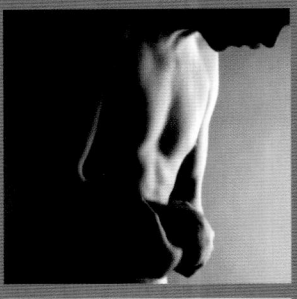

Was ist das Reizdarm-Syndrom?

Änderung der Wahrnehmung

Mediziner haben jahrelang darüber diskutiert, ob Betroffene ihre anormalen Darmbewegungen als normal oder ob sie normale Darmbewegungen als anormal empfinden.

Studienergebnisse ergaben, dass die Nerven des Magen-Darm-Trakts bei einigen Betroffenen unterschiedlich auf Reize wie Nahrung im Darm reagieren. Genauer gesagt: Ihre Schmerzschwelle ist niedriger als bei gesunden Menschen.

Untersuchungen, in denen ein Ballon in den Mastdarm eingeführt und aufgeblasen wurde, um nachzuahmen, was bei passierenden Winden oder Abfallstoffen im Darm geschieht, bestätigten diese Annahme. An der John Hopkins Universität fand man in vielen Versuchen heraus, dass gesunde Menschen über leichten Schmerz berichteten, wenn das Ballonvolumen 160 Milliliter erreichte. RDS-Betroffene empfanden bereits bei einem Volumen von 60 Millilitern Schmerz.

Die erhöhte Empfindlichkeit hat zur Folge, dass bereits eine harmlose Gasblase, welche die meisten Menschen gar nicht bemerken würden, bei RDS-Betroffenen akute Beschwerden oder Schmerz auslösen können. Leider, wie praktisch bei allem, was mit RDS zu tun hat, stimmen auch hier die Ergebnisse nicht überein. In der Tat belegen einige Untersuchungen, dass RDS-Betroffene weniger schmerzempfindlich sind als andere. So ist also auch dies nicht die endgültige Lösung.

Die bakterielle Hypertrophie

Neuere Untersuchungen deuten an, dass RDS durch die Anwesenheit von zu vielen normalen Bakterien, die den Dünndarm besiedeln, ausgelöst werden könnte. Die bakterielle Hypertrophie – so der medizinische Fachausdruck – steht mit bestimmten Symptomen des Leidens in Verbindung, etwa Blähungen, Bauchkrämpfen und Durchfall.

Bakterien erzeugen im Darm eine Fermentierung, ein Nebenprodukt dieses Prozesses ist die Bildung des Gases Wasserstoff. Das *American Journal of Gastroenterology* berichtet über eine Studie, nach der drei Viertel aller an RDS Leidenden in einem Atemtest erhöhte Wasserstoffwerte aufwiesen – ein Merkmal der Hypertrophie. 47 Patienten wurden anschließend mit Antibiotika behandelt; mehr als die Hälfte von ihnen spürte eine Verbesserung. Zugegebenermaßen wurden nur relativ wenige Personen in dieser Studie untersucht, gerade einmal 157. Wenn jedoch das Bakterienwachstum bei einigen Menschen ein RDS-Faktor ist, könnte dies zu einer Revolution in der Behandlung führen.

Gereizter Darm oder gereizter Körper?

Einige Wissenschaftler halten es für möglich, dass der Körper von RDS-Betroffenen im Allgemeinen sehr viel empfindlicher auf Reize reagiert als der gesunder Menschen.

Unterstützung erhält diese Theorie durch die Tatsache, dass RDS-Betroffene eher an Übelkeit oder Völlegefühl leiden – meist schon nach einer kleinen Mahlzeit. Zudem ist die Wahrscheinlichkeit, dass sie noch andere nicht den Magen-Darm-Trakt betreffende Beschwerden haben, größer.

Ein gemeinsamer Faktor, der all die unterschiedlichen Symptome (siehe Seite 14/15) vereint, ist die Anwesenheit von glattem Muskelgewebe im betroffenen Körperteil. Glattes Muskelgewebe ist eine besondere Form des Muskels, das gleichzeitig in alle Richtungen kontraktieren kann und nicht unter Kontrolle steht. In der Regel bildet es die Wände von schlauchartigen Strukturen, etwa die des Verdauungstrakts, des Urintrakts, der Arterien und der Vagina. Das brachte Forscher auf den Gedanken, dass bei einigen Menschen die Körperkontrolle der glatten, unwillkürlichen Muskeln unterbrochen ist.

Ein Verfechter dieser Theorie ist der in Großbritannien arbeitende Gastroenterologe Professor Michael Farthing. Im *British Medical Journal* schrieb er: „Anstelle eines bloßen Reizdarms könnte es also auch eine gereizte Speiseröhre, einen Reizmagen, eine Reizblase, eine Reizvagina und sogar Reizbronchien geben – oder einfach einen gereizten Körper."

Die Verbindung zwischen Darm und Gehirn

Einige der herausragendsten Forschungen der letzten Jahre fanden auf einem Gebiet der Wissenschaft statt, das man Neurogastroenterologie nennt. Dieser Zweig beschäftigt sich mit den Verbindungen zwischen Gehirn und Darm.

Wie der Begriff Darmreaktion bereits suggeriert, gibt es zwischen unseren Gefühlen und unseren Eingeweiden starke Vernetzungen. Es gibt nur wenige, die nicht die Erfahrung eines rebellierenden Magens vor einem wichtigen Ereignis gemacht haben; der Stress eines bevorstehenden Examens oder Interviews kann an unseren Nerven zerren und uns jeglichen Appetits berauben. Untersuchungen belegen, dass Ärger, laute Musik oder das plötzliche Aus-dem-Schlaf-Gerissen-Werden die Motilität der Eingeweide erhöhen kann, während Ruhe sie herabsetzt. Gleichzeitig können die Bewegungen des Darms während des Verdauungsprozesses unseren emotionalen Zustand beeinflussen.

Vor nicht allzu langer Zeit haben Wissenschaftler entdeckt, dass unsere Eingeweide ihr eigenes Nervensystem besitzen, mit ähnlichen Überträgerstoffen (Neurotransmitter), die man auch im Gehirn und Rückenmark nachgewiesen hat. Das zweite Hirn – so wird das Nervensystem oft genannt – funktioniert selbstständig, kann aber auch mit unserem Haupthirn über Trägerstoffe kommunizieren.

In der gesamten Ummantelung der Eingeweide wimmelt es nur so von diesen Neurotransmittern und Rezeptoren (Stellen, an denen die Botenstoffe sich an Zellen andocken, ähnlich wie ein Schlüssel ins Schloss passt). Die Neurotransmitter steuern mit, wie wir fühlen und wie wir wahrnehmen. Sie befinden sich in ständigem Austausch mit Gehirn, zentralem Nervensystem und Teilen des Magen-Darm-Systems.

UNTEN: Da Gehirn und Darm eng miteinander verknüpft sind, können Entspannungsübungen die Symptome von RDS lindern.

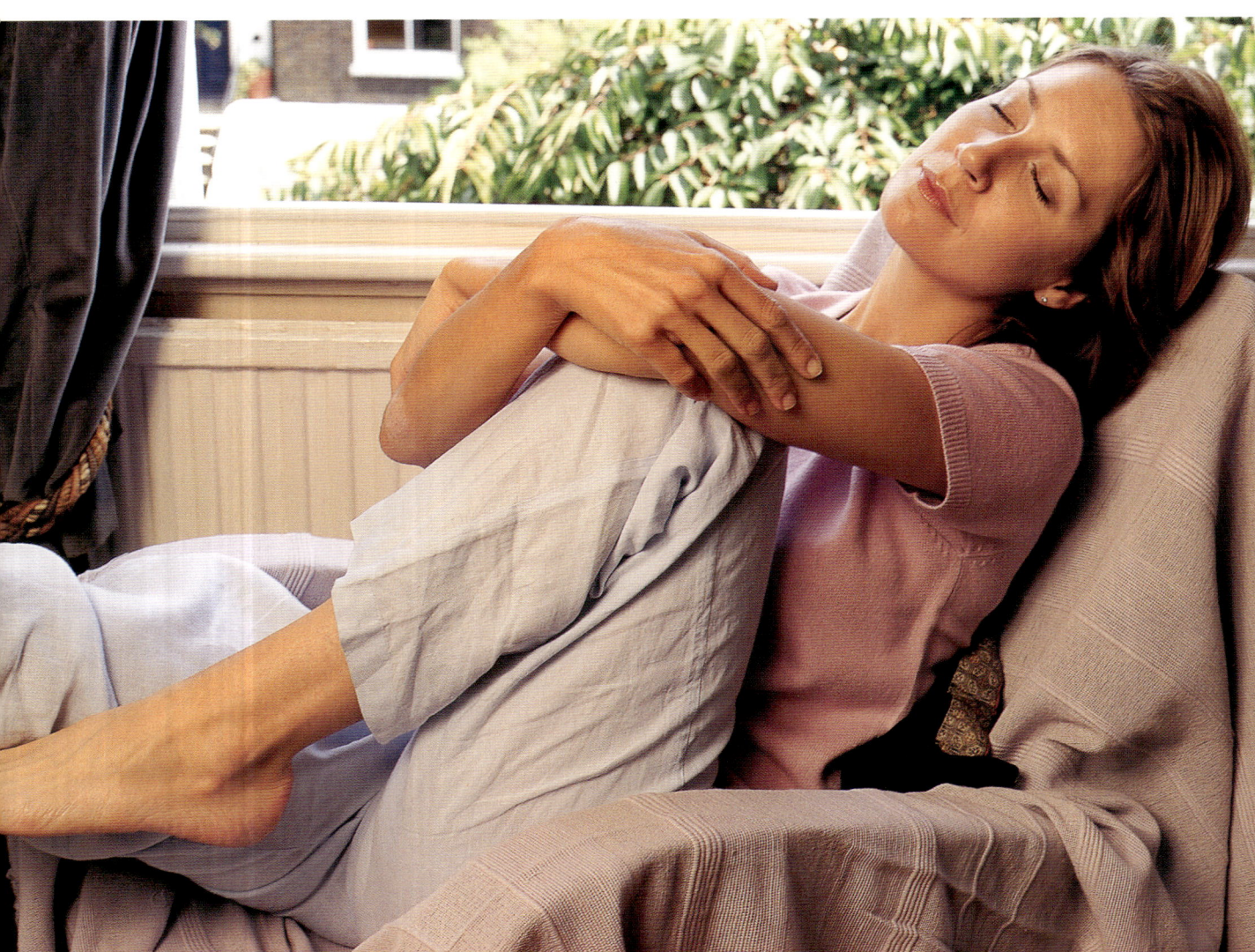

Eine dieser Substanzen, die in den letzten Jahren viel untersucht wurde, ist Serotonin, auch bekannt als Glückshormon, das Stimmung und Appetit beeinflusst. Serotoninmangel gehört zu den wichtigsten Faktoren bei Depressionen und anderen Stimmungsstörungen.

Diese interessanten Befunde pflastern den Weg für die Entwicklung neuer Medikamente und Behandlungsformen, die nicht nur einfach Symptome unterdrücken – wie es die meisten tun –, sondern direkt mit dem Gehirn zusammenarbeiten, um auf diese Weise hormonelles Ungleichgewicht auszugleichen und damit den Darm zu beruhigen.

Stimmung und Persönlichkeit

Das neue Wissen über die Verbindung zwischen dem Gehirn und den Eingeweiden kann möglicherweise Licht in die Frage bringen, welche Rolle die Stimmung und die Persönlichkeit bei der Entstehung von RDS spielen. Es gibt keinen Zweifel, dass negative Stimmung die Symptome von RDS verschlimmern kann.

Einige Studien stellten fest, das RDS-Betroffene wesentlich ängstlicher waren und sich mehr um ihre Gesundheit sorgten als gesunde Menschen. Eine australische Studie aus dem Jahr 2001 ergab, dass RDS-Patienten mit unerklärlichen Bauchschmerzen gewisse ähnliche Züge in ihrer Persönlichkeitsstruktur aufwiesen. Diese Patienten berichteten, sie würden sich von den Menschen in ihrer Nähe weniger umsorgt fühlen, würden ihre Belange weniger bestimmt durchsetzen und hätten ihr Leben weniger unter Kontrolle als andere.

Inwieweit dies einer RDS-Persönlichkeit gleichkommt, bleibt fraglich. Von vornherein ist sicher nicht jeder, der an RDS leidet, ein ängstlicher Mensch. Darüber hinaus hatten viele Betroffene vor ihrem Leiden einen absolut gesunden Darm, bis eine Lebensmittelvergiftung oder eine Unverträglichkeit auf einer Reise ihre Eingeweide sozusagen verwirrt hat.

Was können wir nun daraus schlussfolgern? Es kann sein, dass Stimmungsschwankungen oder Angstzustände zu Bauchschmerzen oder -störungen führen. Aber genauso gut kann RDS dazu führen, dass leichte Beschwerden, denen normalerweise keine Beachtung geschenkt wird, bewusster wahrgenommen werden. Ebenfalls ist es möglich, dass dumpfe Bauchschmerzen Angst und Unsicherheit erzeugen. Die Wahrheit ist nicht einfach herauszufinden.

Fassen wir zusammen: Bis heute weiß man nicht genau, was das Reizdarm-Syndrom verursacht. Doch: Kommt Zeit, kommt Rat.

In den Genen?

Obwohl RDS im strengen Sinn nicht vererbbar ist, können Gene mit im Spiel sein. Einige Untersuchungen legen nahe, dass RDS-Symptome mit einem Fehler im vegetativen Nervensystem in Verbindung stehen könnten. Das würde die Eingeweide anfälliger dafür machen, auf plötzliche Schwankungen des Blutstroms im Bauch zu reagieren. Eine US-Studie fand heraus, dass bei einigen Frauen, die an RDS leiden, ein fehlerhaftes Gen, das auch an Panikattacken und Ängsten beteiligt ist, vorhanden ist. Die Zahl der Untersuchungen ist allerdings zu gering, um irgendwelche Schlüsse daraus ziehen zu können. Durch die Explosion auf dem Gebiet der Genforschung wird dieser viel versprechende Forschungszweig im Lauf der nächsten Jahre an Bedeutung gewinnen. Mit dem Wissen von genetischen Verbindungen werden Ärzte individuelle Behandlungen zurechtschneidern, die für den Betroffenen wesentlich effektiver sind.

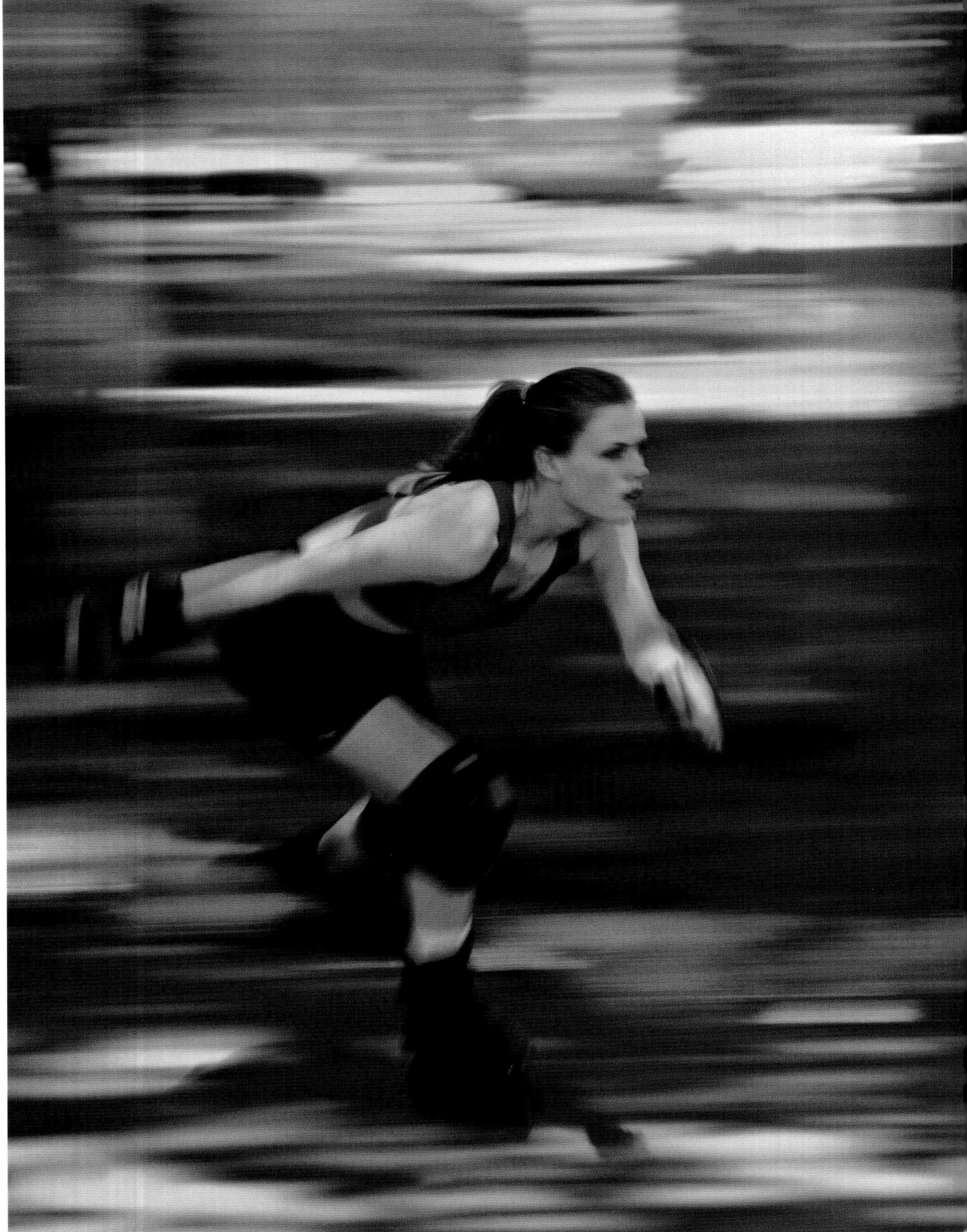

Die Schwere des Leidens ist – abhängig vom Betroffenen – großen Schwankungen unterworfen. Gleichzeitig gilt als gesichert, dass der Art der Lebensführung eine wichtige Rolle zukommt. Einige Betroffene sind sich dessen bewusst, dass die Beschwerden meist unter Stress und Angstzuständen auftreten. Viele Menschen werden von den Symptomen aus heiterem Himmel und ohne erkennbaren Grund überrollt. In manchen Fällen verschwinden die Beschwerden genauso plötzlich und gewähren den Betroffenen eine lange symptomfreie Zeit.

Manchmal ist es möglich, ein Aufflackern von Beschwerden zu vermeiden bzw. abzuwenden. Dies geht aber nur, wenn die individuellen Auslöser bekannt sind. Die möglichen Ursachen für Ihren Reizdarm zu erfassen, kann zeitraubend sein. Allerdings ist es eine Hilfe, denn es kann Sie dabei unterstützen, eine gewisse Kontrolle über das Leiden zu erlangen.

Im Lauf der Jahre haben Experten auf dem Gebiet der Enterologie einige Faktoren, die gemeinhin RDS-Symptome auslösen, identifiziert. Viele der Experten sind der Meinung, dass der Körper von Betroffenen besonders empfindlich gegenüber Reizen ist – egal ob es sich um Reize von außen oder von innen handelt.

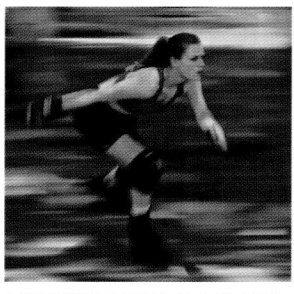

Der Umgang mit
dem Reizdarm-
Syndrom

Was ist normal?

**Die Arbeitsweise des Darms ist
individuell verschieden. Es gibt keine
Regeln. Es kann durchaus normal
sein, dreimal täglich oder nur dreimal
in der Woche Stuhlgang zu haben.
Normaler Stuhl verlässt den Körper
ohne Krämpfe oder Schmerzen, ist
geformt, aber nicht hart, und er enthält kein Blut.**

Erkennungsmuster

Der erste Schritt besteht darin zu erkennen, was Ihre Symptome hervorruft. Werden Sie sich Ihrer Auslöser bewusst und versuchen Sie, diese
auszuschalten oder zu kontrollieren. Auf diese Weise können Sie die Zahl
der Attacken bzw. die Schwere der Symptome verringern.

Wir sind einzigartig, und so ist es nicht verwunderlich, dass Ihre per-
sönlichen Auslöser sich von denen anderer unterscheiden. Trotzdem gibt
es einige Faktoren, die viele Menschen gemeinsam haben.

Machen Sie sich bewusst, dass einige auslösende Faktoren Sie
mehr betreffen als andere. Auch kann es sein, dass die Ursachen für Ihre
Symptome nicht zu jeder Zeit gleiche Wirkungen entfalten. Ein Beispiel:
Wenn Sie eine Frau sind, haben Sie vielleicht festgestellt, dass einige
Faktoren vor allem in der Zeit der Monatsblutung Symptome auslösen.
Es gibt Menschen, die Stress und Angst als verschlimmernde Faktoren
empfinden, während andere davon unberührt bleiben.

Beschwerde-Tagebuch

Der einfachste Weg, Ihr individuelles Ursachenprofil zu ermitteln, liegt im
Führen eines Tagebuchs, in dem Sie Symptome und Begleitumstände
festhalten. Nach einigen Wochen werden Sie bereits Muster feststellen
und Dinge erkennen können, die Ihre Beschwerden auslösen. Wenn Sie
medizinische Hilfe wünschen, können Sie Ihrem Arzt das Tagebuch zeigen und ihm auf diese Weise möglicherweise die Diagnose erleichtern.

Vielleicht haben Sie auch schon verschwommene Vorstellungen von
einigen Auslösern Ihrer Symptome. Mit einem Tagebuch gelingt es
Ihnen, die Ursachen für Ihre Beschwerden auf den Punkt zu bringen.
Zudem werden Sie merken, ob es eine oder mehrere Ursachen gibt.

Meiden Sie übliche Auslöser

Es gibt viele Ursachen für RDS. Dazu gehören eine ballaststoffarme
Ernährung, Überempfindlichkeit gegenüber Lebensmitteln, Infektionen,
einige Medikamente, Stress, Monatsblutungen und Rauchen. Obwohl jeder Mensch anders ist, ist es sehr wahrscheinlich, dass ein oder mehrere
dieser Faktoren Sie betreffen.

Einige Sachen kann man leicht vermeiden. Wenn Nahrungsmittel
Probleme bereiten, können Sie ihnen strikt ausweichen. Anderes ist nicht
so leicht zu steuern, etwa, wenn Ihre Beschwerden sich unter Stress, auf
Reisen oder während der Periode verschlimmern. Mit etwas Nachdenken
und Planen ist es möglich, die Auswirkungen zu minimieren.

So führen Sie ein Beschwerde-Tagebuch

So ein Tagebuch zu führen, ist wirklich einfach. Sie können Ihr gewöhnliches Tagebuch verwenden, wenn Sie genug Platz darin haben oder alternativ ein besonderes Buch für diesen Zweck kaufen. Bewahren Sie es an einem praktischen Ort auf, etwa auf Ihrem Nachttisch, in Ihrer Handtasche oder an einem anderen zugänglichen Ort Ihrer Wohnung oder Hauses. Immer wenn Sie Beschwerden haben, notieren Sie diese und vermerken gleichzeitig folgende Informationen:

1 Datum und Zeitpunkt des Auftretens

2 Details besonderer Beschwerden, etwa Durchfall, Verstopfung, Blähungen, Bauchschmerzen, auch die, welche nicht den Darm betreffen, etwa Probleme beim Wasserlassen, Kopfschmerzen, Asthma

3 Schweregrad der Symptome – schwach, mäßig, schwer und sehr stark. Alternativ können Sie die Stärke der Symptome auf einer Skala von 1 bis 5 erfassen.

4 Entwicklung der Symptome, was sie lindert (z. B. wenn Sie Stuhlgang haben) und was sie verstärkt

5 Was Sie dagegen unternehmen (auch wenn Sie Medikamente einnehmen) und welche Auswirkungen dies hat

6 Dauer der Beschwerden

In dasselbe Tagebuch oder auf einem extra Blatt Papier können Sie potenzielle Auslöser notieren. Dazu gehören Details wie:

→ Ihre Ernährung: Was Sie gegessen und getrunken haben

→ Aktivitäten und Training oder ein Mangel daran

→ Einzelheiten über irgendwelche Reisen

→ Erlebnisse und Aktivitäten im Job oder sozialer Art

→ Medikamente, die Sie genommen haben – auch frei verkäufliche natürliche Pflanzenheilmittel

→ Notieren Sie die Daten Ihrer Monatsblutung sowie Symptome, die mit dem prämenstruellen Syndrom, einer Schwangerschaft oder der Menopause zusammenhängen

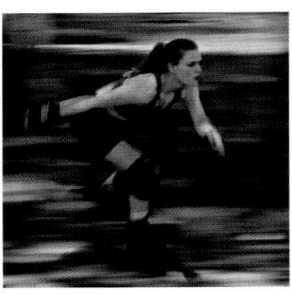

Der Umgang mit dem Reizdarm-Syndrom

Essen und Trinken

Da RDS eine Störung des Verdauungssystems ist, glauben viele Experten, entscheidend sei, was die Betroffenen essen und trinken. Man kann nicht gerade sagen, dass die Ernährung Verursacher von RDS ist, aber sie könnte einer der Schlüsselauslöser sein. Es gibt kein bestimmtes Lebensmittel oder eine bestimmte Art von Nahrung, die Symptome entzündet, aber es gibt einiges, das häufig verwickelt ist.

Trotz der Wechselwirkung mit Nahrungsmitteln sind sich Experten noch nicht sicher, warum das Essen Symtome von RDS auslösen kann. Möglicherweise leiden einige Betroffene an einer Überempfindlichkeit gegenüber Lebensmitteln, eine Hypothese, die von vielen Ärzten als falsch abgetan wird. Noch kontroverser diskutiert wird die Vorstellung, dass Candidiasis, ein chronisches Zustand, der durch den Hefepilz Candida albicans entsteht, mit entscheidend ist.

Wo Verstopfung Hauptsymptom ist, kann Ballaststoffmangel ausschlaggebend sein. Wiederum behaupten einige Betroffene, dass gerade zu viele Ballaststoffe die Symptome auslösen können.

DAS KÖNNEN SIE SELBST TUN

→ Sie können Ihre Symtome möglicherweise besser in den Griff bekommen, wenn Sie beobachten, was Sie essen und trinken.

→ Damit das Ganze einen Nutzen hat, sollten Sie systematisch vorgehen. Nur so können Sie die genauen Auswirkungen unterschiedlicher Nahrungsmittel beurteilen.

→ Am besten Sie arbeiten zusammen mit einem Arzt, Diätassistenten oder Ernährungstherapeuten. Weitere Details und vieles mehr über Ihre Ernährung finden Sie im fünften Kapitel, Seite 62 bis 77.

Rauchen

Eine Reihe von Betroffenen ist der Meinung, dass Rauchen – auch Passivrauchen – die Symptome verschlimmert. Während die meisten von uns von den gefährlichen Auswirkungen des Rauchens auf Herz und Lunge wissen, sind sich nur wenige dessen bewusst, welche Verwüstungen es im Verdauungsapparat anrichten kann. Nikotin stimuliert die Nebennieren, indem es eine Stresssituation entfacht. Gleichzeitig hat es direkte Auswirkung auf die Nerven, die unsere Darmwand steuern. Es beeinflusst ihre Aktivität und führt zu den bekannten Symptomen wie Blähungen, Bauchschmerz, Gasbildung und Magenknurren. Rauchen wird auch mit anderen digestiven Erkrankungen in Verbindung gebracht, insbesondere mit Säure-Rückfluss, Sodbrennen, peptischem Ulkus (Geschwür) und Crohn-Erkrankungen.

→ Versuchen Sie im Hinblick auf alle Gefährdungen mit dem Rauchen aufzuhören. Am wirksamsten können Sie ungesunde Gewohnheiten abstellen, wenn Sie sich dabei vorstellen, Sie befänden sich auf einer Reise, die aus mehreren Etappen besteht.

→ Bevor Sie anfangen, schreiben Sie sich auf, was Sie alles gewinnen können, wenn Sie mit dem Rauchen aufhören.

→ Holen Sie sich Unterstützung von Familie und Freunden, erzählen Sie Ihnen, dass Sie aufhören möchten. Wenn ein anderer mitmacht, stärkt das auch Ihren Willen durchzuhalten. Wenn er oder sie nicht aufhören wollen, nutzen Sie dies allerdings nicht als Entschuldigung dafür, weiter zu rauchen.

→ Der Anschluss an eine Nichtrauchergruppe kann Sie motivieren, vor allem, wenn Sie Gruppensituationen mögen.

→ Wenn Sie das Vorhaben lieber allein durchziehen möchten, durchforsten Sie Bücher, Kassetten, Videos und das Internet. Sie bekommen reichlich Hilfe an die Hand, wenn Sie nur danach suchen.

→ Werden Sie sich bewusst, wann bzw. in welchen Situationen Sie zur Zigarette greifen. Beispielsweise stecken Sie sich immer eine nach dem Abendbrot an oder vormittags um elf, wenn Sie eine Tasse Kaffee trinken. Um aufzuhören ist ganz entscheidend, diese Gewohnheiten zu durchbrechen. Sie können nach dem Abendessen eine Runde drehen oder einen Freund anrufen. Statt eine Zigarette zu rauchen, können Sie um elf Uhr einen gesunden Snack essen und Kräutertee trinken.

→ Für einige Menschen ist Hypnotherapie oder Akupunktur hilfreich (siehe Kapitel 4, Seite 51–52 und 60). Auch Ihr Arzt kann Sie unterstützen, indem er eine Ersatztherapie für Nikotin verordnet, etwa Pflaster, Kaugummi oder Sprays – oder andere Hilfen wie Zyban, die das Aufhören erleichtern.

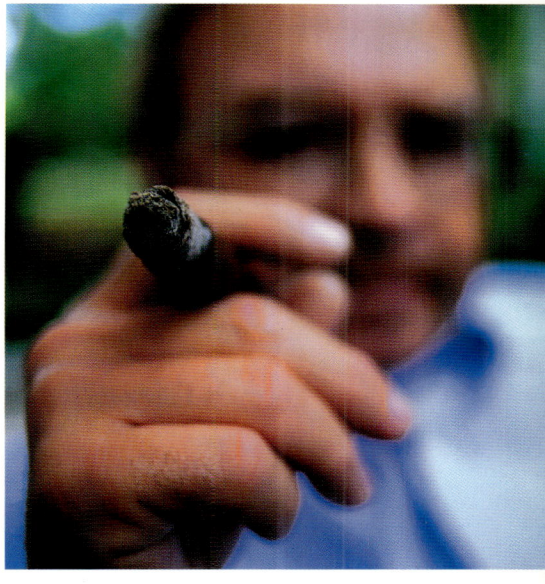

OBEN: Rauchen kann Substanzen freisetzen, die den Darm reizen und RDS-Symptome auslösen.

Weibliche Hormone

RDS-Symptome wie Blähungen, Verstopfung, Durchfall und Bauchschmerzen sind vor und während der ersten Tage der Regelblutung häufig zu beobachten. Meist fallen vor der Regel Blähungen und Verstopfung zusammen. Zu Beginn der Periode herrschen dann Bauchkrämpfe und Durchfall vor. Experten haben festgestellt, dass viele gesundheitlichen Probleme, etwa Kopfschmerzen und Migräne, Asthma und chronische Müdigkeit, sich vor der Menstruation verschlimmern, ein Phänomen, dass unter dem Namen Dysmenorrhoe bekannt ist. Niemand weiß ganz genau, warum dies geschieht, aber weibliche Hormone beeinflussen bekanntermaßen den Darmbereich. Auch andere Botenstoffe, die mit der Menstruation vermehrt auftreten, können daran beteiligt sein.

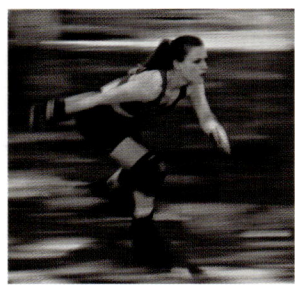

Der Umgang mit dem Reizdarm-Syndrom

Einer der Hauptschuldigen daran kann das weibliche Sexualhormon Progesteron sein, das in der zweiten Hälfte des Menstruationszyklus vorherrscht und Ihren Körper auf eine mögliche Schwangerschaft vorbereitet. Eine seiner Wirkungen besteht darin, das glatte Muskelgewebe des Körpers zu entspannen. Im Darm führt dies zu einer Verlangsamung des Transports und damit zu Verstopfung.

Es ist möglich, dass weitere Überträgerstoffe wie Prostaglandine, hormonähnliche Substanzen, die in allen Zellen des Körpers gebildet werden, dazu beitragen. Eine ihrer Aufgaben besteht darin, entzündliche Reaktionen zu steuern – wichtig sowohl für RDS wie für das prämenstruelle Syndrom (PMS). Eine besondere Gruppe der Prostaglandine steht mit Durchfall während der Regelblutung in Zusammenhang; zudem verursachen sie Kontraktionen der Gebärmutter und des glatten Muskelgewebes des Darms. Dies kann einer der Gründe dafür sein, dass Frauen, die an RDS leiden, auch schmerzhafte Regelblutungen haben.

Mittlerweile weiß man, dass es zahlreiche Verknüpfungen zwischen dem Darm und gynäkologischen Problemen gibt. Beispielsweise entwickelt eine von zehn Frauen, die eine Hysterektomie (Gebärmutterentfernung) hinter sich hat, anschließend RDS-Symptome. Warum dies so ist, ist noch nicht geklärt, zumal bei anderen Frauen die Beschwerden nach einer Operation abnehmen. Auch während der Schwangerschaft kann Verstopfung ein Problem sein, da Progesteron das glatte Muskelgewebe entspannt und den Körper so auf die Geburt vorbereitet.

UNTEN: Bei vielen Frauen sind die RDS-Symptome in der prämenstruellen Phase und während der Regelblutung stärker.

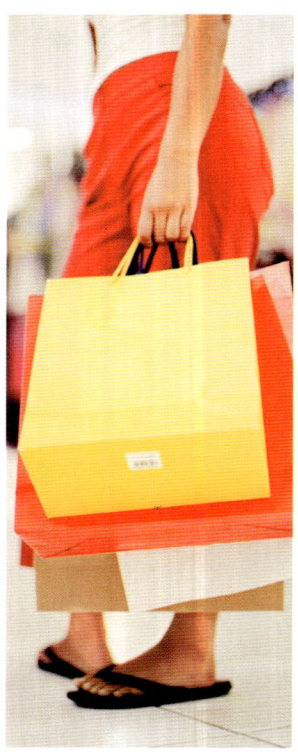

DAS KÖNNEN SIE SELBST TUN

→ Wenn Sie sich klar darüber sind, dass hormonelle Veränderungen Ihre Symptome beeinflussen können, ist es viel einfacher, diese zu steuern. Auch hier kann es helfen, ein Tagebuch zu führen und die Ernährung im Auge zu behalten (siehe Kapitel 5, Seite 62–77).

→ Sie könnten in Erwägung ziehen, Abendschlüsselblumenöl zu verwenden und mehr fetthaltigen Fisch zu essen. Die hierin enthaltenen essenziellen Fettsäuren gleichen den Prostaglandinspiegel aus und können Schmerz und Entzündung lindern und die Verdauung fördern. **Hinweis:** Wenn Sie an einer Form von Epilepsie leiden, sollten Sie Abendschlüsselblumenöl nicht verwenden, ohne mit Ihrem Arzt gesprochen zu haben. Wenn Sie Blutungs-Probleme haben, sollten Fischöle nur unter ärztlicher Aufsicht genommen werden.

→ Ein weiterer, wichtiger Schritt: Lernen Sie, mit Stress umzugehen (siehe Seite 32 bis 33). Stresshormone wie Adrenalin und Noradrenalin sind sowohl bei RDS als auch bei PMS beteiligt.

→ *Agnus castus,* eine Pflanze, die bekanntermaßen für ein hormonelles Gleichgewicht sorgt, hat sich bei der Behandlung von Frauen als nützlich erwiesen. Weitere Details zur Behandlung mit pflanzlichen Mitteln finden Sie im vierten Kapitel.

Heilmittel und Medikamente

Viele Medikamente – verordnete oder frei verkäufliche – können die Tätigkeit des Darms beeinflussen. Analgetika (Schmerzmittel), etwa Aspirin, und nicht-steroidale Antirheumatika (NSAR) wie Ibuprofen können Durchfall und abdominale Störungen verursachen. Andere störende Behandlungen wie einige Laxativa (Abführmittel) können Durchfall hervorrufen: Antidepressiva der trizyklischen Gruppe können zur Verstopfung führen, Eisentabletten und Codeinpräparate ebenfalls; Koffein – in vielen Schmerztabletten enthalten – wiederum kann Durchfall bewirken. Viele RDS-Betroffene klagen darüber, dass ihre Probleme nach einer Behandlung mit Antibiotika (siehe auch Kapitel 1, Seite 20) entstanden sind. Antibiotika töten gefährliche Bakterien ab. Dabei können sie auch die für den Körper wichtigen guten Bakterien, die im Darm leben und die Verdauung fördern, beseitigen.

DAS KÖNNEN SIE SELBST TUN

→ Vermeiden Sie jede medikamentöse Behandlung, wenn Sie nicht unbedingt nötig ist.

→ Wenn Sie sich ein Medikament verordnen lassen, sollten Sie Arzt oder Apotheker darauf hinweisen, dass Sie an RDS leiden. Lesen Sie die Packungsbeilage gründlich durch.

→ Wenn Sie Antibiotika schlucken müssen, achten Sie darauf, viel Joghurt mit Acidophilus-Bakterien zu essen, damit Ihr Darm genügend gute Bakterien erhält. Beenden Sie niemals die Einnahme von Medikamenten, ohne zuvor mit Ihrem Arzt darüber gesprochen zu haben.

Schlaf und Schlafgewohnheiten

Eine Reihe von Studien beschäftigt sich mit der Frage, inwieweit Schlafgewohnheiten bei der Enstehung von RDS eine Rolle spielen könnten. Viele von ihnen haben bei den Betroffenen während des Schlafs eine Veränderung der Darmtätigkeit festgestellt. Andere Untersuchungen ergaben, dass die Betroffenen eine längere REM-Phase hatten – die Schlafphase, in der man träumt. Wieder andere untermauerten einen Zusammenhang zwischen morgendlichen RDS-Symptomen und schlechtem Schlaf. Noch ist die Bedeutung dieser Studien nicht gänzlich klar. Wenn Sie allerdings einen Zusammenhang zwischen Ihrem Schlaf und den Symptomen beobachten, kann es nicht schaden, eine Gute-Schlaf-Hygiene zu praktizieren, wie auf Seite 32 beschrieben.

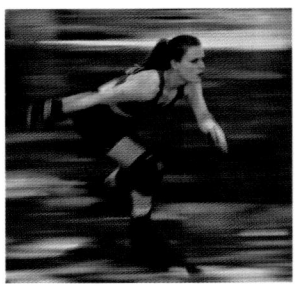

Der Umgang mit dem Reizdarm-Syndrom

Stressige Ereignisse

Es gibt Ereignisse im Leben, die Ihr soziales und persönliches Umfeld verändern – sowohl positiv als auch negativ. Folgende Ereignisse können zu Stress führen:

→ **Der Verlust der Eltern oder des Partners durch Tod, Scheidung**

→ **Unfall oder Krankheit**

→ **Jobverlust oder ein neuer Arbeitsplatz**

→ **Umzug**

→ **Ruhestand**

→ **Änderungen der Alltagsroutine, etwa neue Arbeitszeiten oder -bedingungen**

→ **Gesundheitliche Probleme**

→ **Schwangerschaft oder Geburt**

→ **Schwierigkeiten in der Beziehung zum Partner, etwa Streitigkeiten oder sexuelle Schwierigkeiten**

→ **Ärger mit Verwandten oder Freunden**

→ **Änderungen der Ess- oder Schlafgewohnheiten**

→ **Ferien oder Arbeitslosigkeit**

→ **Kinder, die aus dem Haus gehen**

Stress und Anspannung

Es ist allgemein bekannt, dass Stress als solcher nicht RDS verursacht. Trotzdem können körperliche und seelische Belastungen das Verdauungssystem beeinflussen. Und bei RDS-Betroffenen ist der Darm besonders anfällig dafür, auf Stress zu reagieren. Eine Konferenz über gastrointestinale Erkrankungen im Jahr 2001 machte klar, dass Betroffene, die vorzugsweise an Durchfall leiden, vor allem Stress unterworfen sind. Sie zeigen demnach ausgeprägtere emotionale Reaktionen und ihre Wahrnehmung der Störungen sind stärker als die in der Kontrollgruppe.

WIE WIRKT STRESS SICH AUF DEN DARM AUS?

Einfach ausgedrückt ist Stress eine Reaktion Ihres Körpers auf eine Herausforderung. Wann immer Sie mit einer neuen Situation konfrontiert werden, findet in Ihrem Körper eine komplexe biochemische Antwort statt, die man auch Stressreaktion nennt.

Stresshormone wie Adrenalin und Noradrenalin werden freigesetzt. Sie bewirken einen Anstieg des Blutdrucks und des Herzschlags; gleichzeitig fließen vermehrt Sauerstoff und Blut zu den Muskeln.

Bei RDS-Betroffenen agieren die Stresshormone auch im Verdauungsapparat, indem sie den Darm dazu bringen, schneller zu kontraktieren. Grund: Der Nahrungsbrei im Darm soll schneller transportiert werden, um uns sozusagen von einer Last zu befreien. Für unsere Vorfahren konnte Kampf oder Flucht entscheidend über Leben und Tod sein. Heute geht es darum, wie es uns gelingt, eine solche Situation zu meistern. Für RDS-Betroffene allerdings kann Stress ein inneres Chaos bedeuten.

Leider ist es nicht realisierbar, Stress zu verbannen. Sie können aber
lernen, Stress zu bewältigen.

→ Notieren Sie sich (hier ist wieder ein Tagebuch nützlich), welche
   Menschen und Dinge Sie stressen. So fällt es leichter, Taktiken für
   den Umgang damit zu entwickeln und einen Plan für die Zukunft aufzustellen. Wenn ein stressiges Ereignis bevorsteht, etwa die Ferien
   oder ein Examen, stellen Sie sich alles bis ins Detail vor und machen
   Sie sich dann einen Plan, wie Sie das Ganze managen könnten.

→ Zeitmanagement ist eine Kunstfertigkeit. Es gibt Bücher, die sich damit beschäftigen und aus denen Sie lernen können.

→ Lernen Sie, bestimmt aufzutreten und nein zu sagen, ohne sich hin-
   terher gleich schuldig zu fühlen. Erinnern Sie sich daran, dass RDS-
   Betroffene damit Schwierigkeiten haben. Auch das Lernen, mit Ärger
   umzugehen, kann hilfreich sein.

→ Nicht jede Stresssituation kann vermieden werden. Lernen Sie deshalb eine Reihe von Techniken, die Sie entspannen.

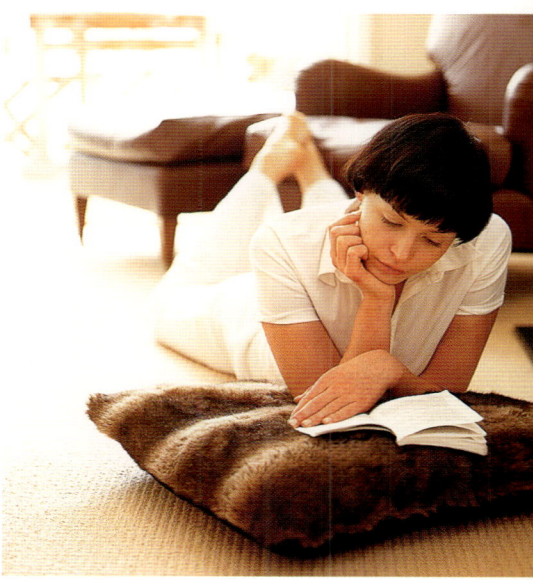

UNTEN: Symptome können gelindert werden,
wenn Sie lernen, mit Ihrer Zeit umzugehen
und sich Freiräume für das zu schaffen, was
Ihnen Spaß bringt.

ENTSPANNUNGSTECHNIKEN

Es gibt viele unterschiedliche Entspannungsmethoden. Eine davon, die
progressive Muskelentspannung, besteht darin, Muskeln abwechselnd
anzuspannen und wieder zu entspannen – von den Zehen bis zum Kopf.
Danach sollte Ihr Körper völlig entspannt sein. Andere Techniken erfordern eine Konzentration auf den Atem.

Hier eine einfache Technik, die auf Yoga basiert und die Sie überall an-
wenden können:

Setzen oder legen Sie sich hin. Machen Sie Hose, Rock oder andere Kleidungsstücke auf, wenn diese Sie einengen. Schließen Sie den Vorhang, wenn Sie das lieber mögen.	1
Konzentrieren Sie sich auf Ihren Atem. Versuchen Sie, gleich lang ein- und auszuatmen.	2
Vertiefen Sie nach und nach Ihren Atem. So weit, dass er bis in Magen, Brustkorb und Brust hineinreicht. Wenn Sie ausatmen, fühlen Sie, wie Magen, Brustkorb und Brust wieder zusammenfallen.	3
Nun verlängern Sie jeden Atemzug. Zählen Sie beim Ein- und Ausat-men mit: Magen, zwei, drei, Brustkorb, fünf, sechs, Brust, acht, neun. Magen, zwei, drei, Brustkorb, fünf, sechs, Brust, acht, neun.	4
Weiten Sie dies auf zwölf Sekunden aus, dann atmen Sie normal. Bleiben Sie sitzen oder liegen und genießen Sie die Entspannung.	5

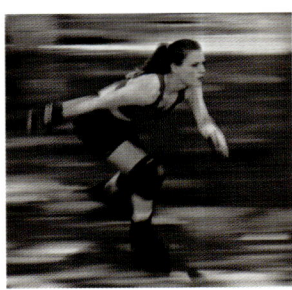

Der Umgang mit dem Reizdarm-Syndrom

Aktivität und Training

Regelmäßige moderate Aktivität bringt den Kreislauf in Schwung, senkt den Blutdruck, kräftigt Ihre Muskeln und stärkt Ihr Immunsystem. Was selten erwähnt wird, ist, dass auch die Verdauung davon profitiert. Training reguliert die peristaltischen Wellen, welche den Nahrungsbrei durch den Verdauungstrakt transportieren. Auf diese Weise hilft Bewegung gegen Verstopfung. Darüber hinaus verbessert sich der Stoffwechsel. Nährstoffe können besser aufgenommen werden. Schließlich fördert regelmäßige Bewegung die Widerstandskraft gegen Krebs.

Weitere Vorteile für RDS-Betroffene: Übungen befreien Ihren Körper von überschüssiger Flüssigkeit und stärken Ihren Bauch. Gestärkte Muskeln verhalten sich wie ein festes, dehnbares Sporttrikot, sie halten Ihren Bauch fest und verringern so die Auswirkungen von Blähungen und Aufgedunsenheit. Da sportliche Betätigung den Endorphinspiegel erhöht, steigen auch die Körperhormone an, die fürs Wohlbefinden zuständig sind – also auch ein gutes Mittel, um Stress zu lindern.

DAS KÖNNEN SIE SELBST TUN

→ Es ist egal, was Sie machen – Walking, Jogging, Schwimmen, Fahrrad fahren, Rollerblade, Tennis – Sie allein haben die Wahl. Der Schlüssel zum Erfolg liegt darin, an vielen Tagen der Woche ewas zu tun, was Sie ins Schwitzen und leicht außer Atem bringt.

→ Auch ein wenig Krafttraining kann nicht schaden. Sie können mit extra Gewichten oder mit Ihrem eigenen Körpergewicht arbeiten und Dehnübungen machen (etwa Yoga oder Pilates).

→ Wenn Ihre Symptome durch Stress ausgelöst werden, ist es womöglich besser, stressige oder Wettbewerbssportarten zu meiden, da diese die Beschwerden verstärken können.

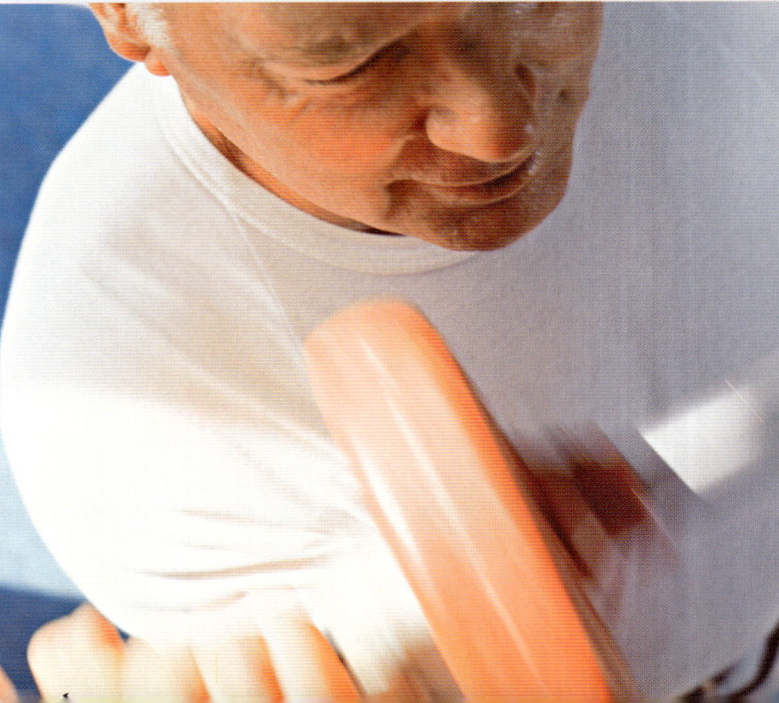

RECHTS: Viele Betroffene haben das Gefühl, dass ein regelmäßiges Training Wohlbefinden und Stressbewältigung verbessert.

Mit RDS zu Hause

Zu Hause ist es leichter als irgendwo anders, mit den Beschwerden des Leidens umzugehen. Sie befinden sich in Ihrer vertrauten Umgebung, Sie können entscheiden, was Sie essen und trinken wollen, und Sie wissen, wo die Toilette ist! Das größte Problem könnten andere Menschen sein. Viele Betroffene fühlen sich von den Menschen in ihrer Nähe nicht ausreichend beachtet. Es lohnt sich also, so viel wie möglich über Ihr Leiden in Erfahrung zu bringen. Lassen Sie Ihre Familie oder Mitbewohner wissen, wie es sie beeinflusst und wie sie Sie am besten untersützen können, wenn Sie gerade an einem Aufflackern der Beschwerden leiden.

RDS im Alltag

→ **Beruhigen Sie sich.** Selbst wenn Sie voller Stress und Aufregung stecken, ist es nicht gut, die ganze Zeit auf Hochtouren zu leben. Machen Sie manchmal Dinge, die eine langsamere Gangart erfordern. Beispielsweise können Sie mit Zeichnen oder Malen anfangen, ein paar langsame Runden schwimmen oder laufen, Yoga machen oder eine Trainingseinheit dazwischen schieben.

→ **Ändern Sie Ihre Denkweise.** Menschen, die stressanfällig sind oder leicht Angst bekommen, denken meist automatisch negativ. Versuchen Sie negative Gedanken herauszufiltern und sie aus Ihrem Leben zu verbannen. In einer Stresssituation rücken Sie zunächst einmal die Perspektive zurecht – überlegen Sie, wie Sie das Ganze im nächsten Jahr oder in fünf Jahren empfinden würden.

→ **Hören Sie auf, aus allem eine Katastrophe zu machen.** Nicht alles, was geschieht, ist das Schlechteste, was jemals passieren könnte. In Wahrheit hat jeder von uns ab und zu Probleme.

→ **Lachen Sie.** Wenn Sie es schaffen, auch die lustige Seite der Medaille zu sehen, fühlen Sie sich gleich entspannter.

→ **Sagen Sie „nein" zu negativen Gedanken.** Viele von uns konzentrieren sich auf das, was sie für ihre negativen Merkmale halten und vergessen dabei die guten Seiten. Seien Sie netter zu sich selbst. Gratulieren Sie sich, wenn Sie eine Sache gut gemacht haben. Für einen Fehler, der jedem von Zeit zu Zeit unterläuft, sollten Sie sich nicht kasteien.

RDS während der Arbeit

Der Arbeitsplatz gehört zu den schwierigen Feldern, was den Umgang mit RDS anbelangt, und manchmal kann er eine richtige Stressquelle sein. Wie Untersuchungen ergaben, sind die stressbelasteten Jobs diejenigen, in denen der Betroffene nur wenig Kontrolle über seine Tätigkeit hat, etwa im mittleren Management oder in der Fertigungsstraße.

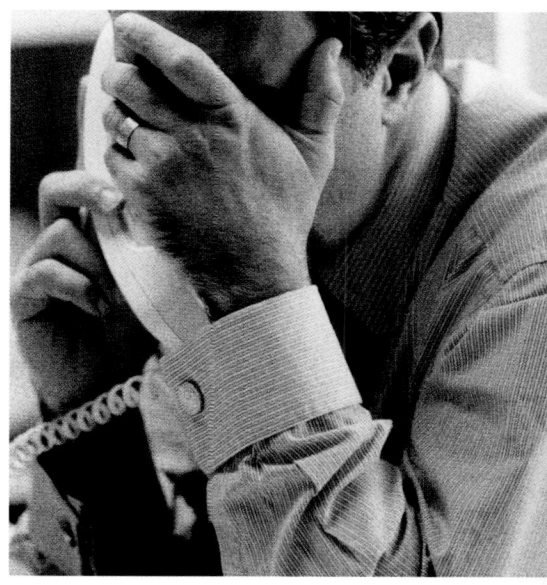

OBEN: Als RDS-Betroffener können Sie an Ihrem Arbeitsplatz Schwierigkeiten haben, mit dem Leiden umzugehen – es sei denn, Sie haben einen sympathischen Arbeitgeber.

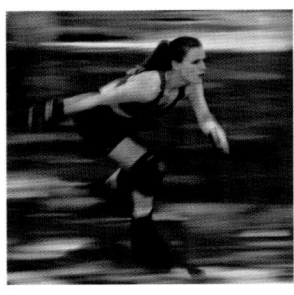

Der Umgang mit dem Reizdarm-Syndrom

Einige RDS-Betroffene geben ihre Arbeit auf, weil ihnen alles zu kompliziert geworden ist. Das ist bedauerlich, zumal ein Job eine Quelle für Selbstvertrauen und Selbstwertgefühl sein kann – aber auch nötig ist, um das Geld zum Leben und für die kleinen Freuden zu verdienen.

→ Die Möglichkeit, sein Geld zu verdienen, ist mittlerweile nicht mehr auf Routine- oder Neun-bis-Fünf-Uhr-Jobs beschränkt. Gut für die Betroffenen, die derartige Tätigkeiten als zu stressig empfinden. Sie können weniger Stunden arbeiten, von zu Hause aus tätig sein.

→ Stellen Sie sicher, dass Ihr Chef oder Personalleiter von Ihrem Leiden weiß und versteht, wie es Sie beeinflusst. Möglicherweise lassen sich Arrangements schließen, so dass Sie während eines RDS-Schubs von zu Hause aus arbeiten können.

→ Wenn Sie die Wahl haben, sollten Sie Ihren Schreibtisch bzw. Arbeitsplatz in der Nähe der Toilette haben.

→ Planen Sie Ihren Arbeitstag. Bevor Sie losgehen, sollten Sie noch einmal auf die Toilette gehen. Sie sollten auch immer wissen, wo sich auf Ihrem Weg öffentliche Toiletten befinden. Wenn Sie die Wahl haben oder Ihre Arbeitszeit flexibel gestalten können, sollten Sie so arbeiten, dass Sie nicht in die stressige Rushhour geraten.

→ Betreiben Sie Zeitmanagement. Auf diese Weise können Sie Stress am Arbeitsplatz verhindern. Erledigen Sie wichtige Dinge zuerst und am besten zu einer Zeit, in der Sie sich konzentriert fühlen (viele Menschen machen dies gleich früh morgens). Weniger Wichtiges können Sie an andere delegieren. Lernen Sie, nein zu sagen.

→ Wichtig sind regelmäßige Pausen. Stehen Sie einmal in der Stunde auf und gehen Sie kurz umher, kochen Sie sich einen Kräutertee, unterhalten Sie sich mit einem Kollegen oder nehmen Sie sich einige Minuten Zeit für Dehnübungen.

→ Nehmen Sie sich zwischendurch Zeit, um zu entspannen. Gehen Sie in Ihrer Mittagspause in eine Grünanlage.

→ Wenn Sie das Gefühl haben, gestresst zu sein, lassen Sie Ihre Schultern fallen, atmen tief ein und verharren so einige wenige Minuten mit geschlossenen Augen. Atmen Sie langsam wieder aus.

Reisen mit RDS

Reisen kann für Betroffene eine echte Herausforderung sein. Es belastet sie, mit unvermeidbaren Verzögerungen leben zu müssen und nicht genau zu wissen, wann man wo ist. Schwierigkeiten kann es auch bereiten, an einem unbekannten Ort eine Toilette zu finden, vor allem dann, wenn Harndrang oder Durchfall die Hauptsymptome sind. Wenn Sie mit dem Auto reisen, schauen Sie sich vorher auf der Karte an, an welchen Orten sich Tankstellen und Toiletten befinden. Auch Autoclubs informieren Sie natürlich gern darüber, wo Restaurants, Hotels und entsprechende Einrichtungen zu finden sind.

Wenn Sie mit dem Flugzeug oder Zug reisen, sollten Sie einen Platz in Toilettennähe reservieren. Am Ziel angekommen, verschaffen Sie sich einen Überblick und machen Einkaufsmöglichkeiten, Hotels und Restaurants ausfindig. Wenn es ins Ausland geht, sollten Sie sicherstellen, dass Sie die Frage „Wo ist die nächste Toilette" im Sprachführer finden.

Wohin auch immer es im Urlaub geht, es hat sich als sinnvoll erwiesen, stets eine Rolle Toilettenpapier und Feuchttücher mit sich zu führen. Schließlich, wenn es zum Allerschlimmsten kommt und Sie keine öffentliche Toilette finden, schämen Sie sich nicht – eine einfache Erklärung, dass Sie sich nicht wohl fühlen, ist alles, was erforderlich ist.

Essen im Urlaub

Die Möglichkeit, unterschiedliche Küchen kennen zu lernen, gehört zu den schönsten Dingen auf Reisen. Sie können sich natürlich ein Buch mit den typischen Landesrezepten kaufen und diese selbst zubereiten, um Kontrolle über das zu haben, was Sie zu sich nehmen.

RDS ist oft die Folge einer falschen Urlaubsernährung oder einer Lebensmittelvergiftung. Und beides kann bereits bestehende Symptome noch verschlimmern. Um eine Magenverstimmung zu vermeiden, sollten Sie die folgenden Vorsichtsmaßnahmen beachten:

– Trinken Sie nur Wasser aus Flaschen bzw. abgekochtes Wasser (vor allem für heiße Getränke wie Tee)
– Verzichten Sie auf Eiswürfel in Ihren Getränken
– Putzen Sie Ihre Zähne nicht mit Wasser aus der Leitung
– Kaufen Sie sich sterilisiertes Wasser in der Apotheke
– Vermeiden Sie Salate und ungekochte Speisen; schälen Sie das Obst
– Achten Sie darauf, dass die Mahlzeiten kochend heiß sind und noch nicht lange gestanden haben
– Essen Sie keine Mahlzeiten, die man auf der Straße kaufen kann, und lassen Sie die Hände von allem, was Beschwerden verursachen kann

Wenn es Sie trotz aller Vorsicht erwischt hat:

→ Nehmen Sie eine Rehydrationsmischung, die es in Apotheken gibt – packen Sie einige Tüten für den Notfall in Ihr Gepäck
→ Trinken Sie reichlich Wasser aus der Flasche oder sterilisiertes Wasser, Softdrinks oder Fruchtsäfte (wenn Sie diese vertragen), um der Dehydration entgegenzusteuern
→ Leichte Gerichte, etwa gekochter Reis, werden meist gut vertragen; gehen Sie opulenten Mahlzeiten und gewürzten Speisen aus dem Weg, bis Sie sich besser fühlen
→ Wenn Sie unter Durchfall leiden, Fieber oder Schüttelfrost haben oder Blut im Stuhl, sollten Sie Hilfe in Anspruch nehmen.

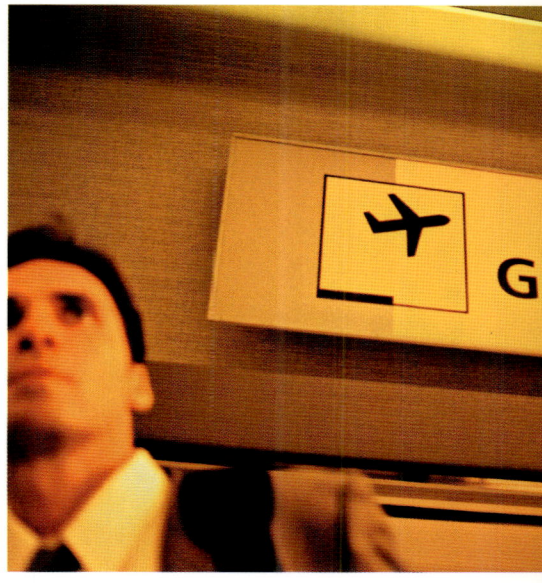

OBEN: Reisen aller Art sind meist eine richtige Herausforderung, aber sie können mit einer guten Vorplanung bewältigt werden.

Hier finden Sie Unterstützung

Mit einer chronischen Krankheit ist es lebenswichtig, Zuwendung und Unterstützung von anderen zu erhalten. Auch wenn viele Ihrer Freunde und Ihre Familie mit Ihnen fühlen, ist es so, dass nur ein Betroffener genau versteht, worunter Sie eigentlich leiden. Deshalb möchten Sie sich vielleicht einer Selbsthilfegruppe, einem Netzwerk oder einem Chatroom im Internet anschließen. Hier finden Sie Menschen, die verstehen, was Sie durchmachen, weil sie es selbst erfahren haben bzw. erfahren. Auch Tipps zum Umgang mit RDS finden Sie hier.

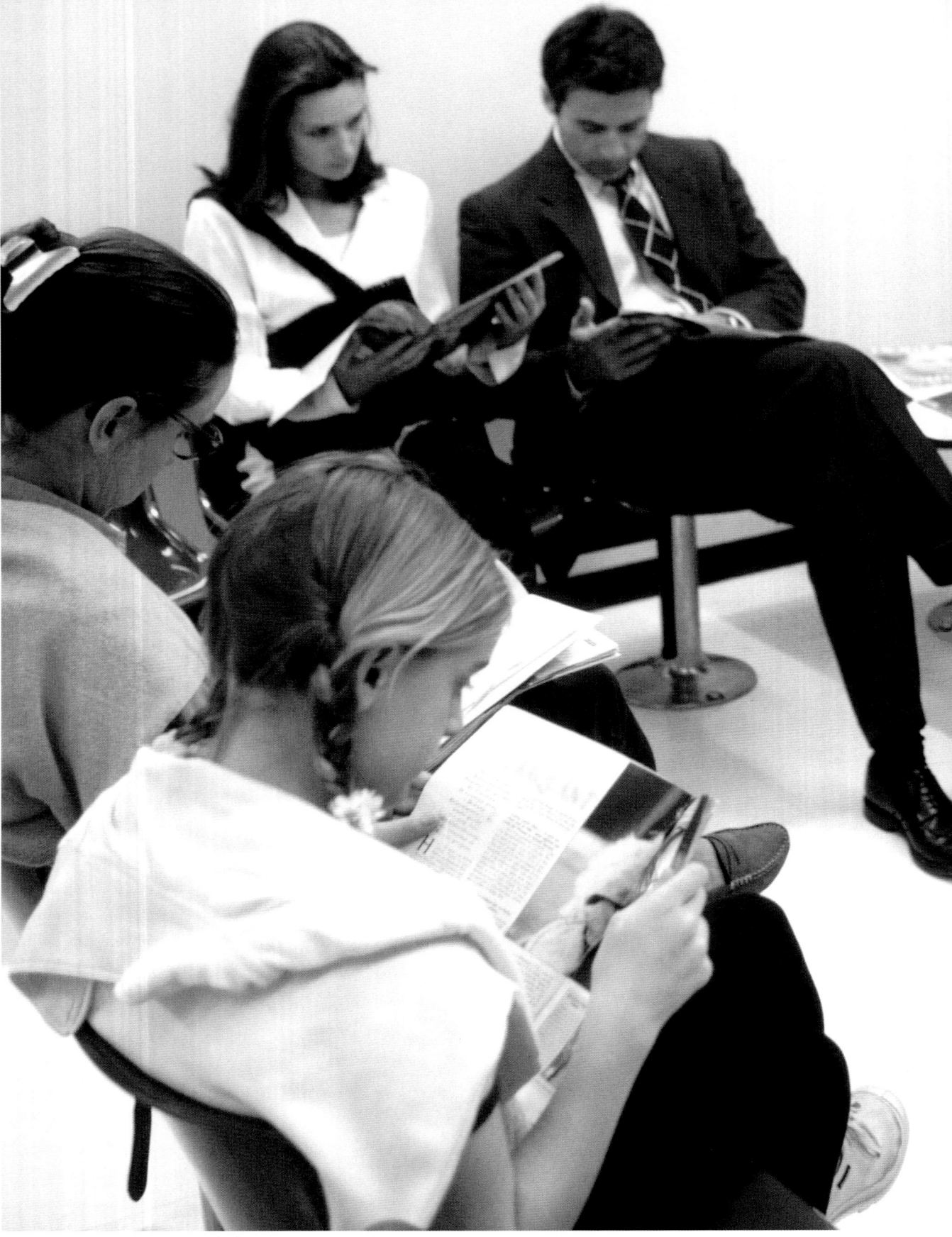

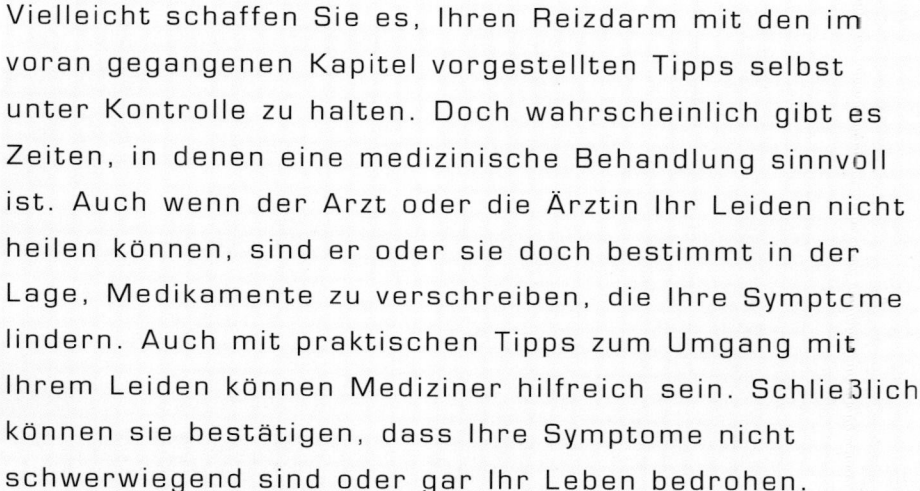

Vielleicht schaffen Sie es, Ihren Reizdarm mit den im voran gegangenen Kapitel vorgestellten Tipps selbst unter Kontrolle zu halten. Doch wahrscheinlich gibt es Zeiten, in denen eine medizinische Behandlung sinnvoll ist. Auch wenn der Arzt oder die Ärztin Ihr Leiden nicht heilen können, sind er oder sie doch bestimmt in der Lage, Medikamente zu verschreiben, die Ihre Symptome lindern. Auch mit praktischen Tipps zum Umgang mit Ihrem Leiden können Mediziner hilfreich sein. Schließlich können sie bestätigen, dass Ihre Symptome nicht schwerwiegend sind oder gar Ihr Leben bedrohen.

Zur Behandlung von RDS gibt es nahezu endlos viele Medikamente – sowohl frei verkäufliche als auch verschreibungspflichtige. Diejenigen, die Ihnen Ihr Arzt verordnet, hängen von der Natur Ihrer Symptome ab und davon, was Sie mehr belästigt – Durchfall oder Verstopfung.

Die riesige Auswahl macht es wahrscheinlich, dass Sie und Ihr Arzt durch Probieren einen Behandlungsplan finden, mit dem Sie es schaffen, Ihre Symptome zu lindern und der Ihnen ein ausgefüllteres Leben ermöglicht. Sie müssen nicht ständig Medikamente nehmen, aber das Wissen, dass sie da sind, wenn Sie mal eines brauchen, kann Ihnen ein Gefühl von Sicherheit vermitteln.

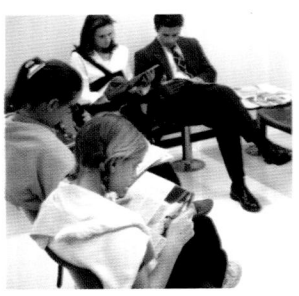

**Medizinische
Behandlungs-
formen**

Wann sollten Sie zum Arzt?

Wenn die Symptome nur leicht sind und Sie nicht übermäßig belasten, ist es nicht unbedingt nötig, einen Arzt aufzusuchen. Wenn die Beschwerden allerdings ständig da sind und Ihr Leben ziemlich durcheinander bringen, wenn sie schwer sind oder sich neue Symptome einstellen (siehe Seite 45), ist es besser, einen Termin beim Arzt zu vereinbaren.

Die Diagnose

Der Besuch beim Arzt folgt einem bestimmten Muster. Zunächst wird der Arzt Ihnen einige Fragen zu Ihrer medizinischen Vorgeschichte stellen. Dazu gehören auch Fragen zu den Symptomen, die Sie in die Praxis geführt haben. Erst danach wird er Sie körperlich untersuchen, um die Diagnose zu erhärten oder zu korrigieren.

Ihre medizinische Vorgeschichte

Im Allgemeinen werden die Fragen folgende Bereiche beinhalten:

→ **Krankheiten und Operationen, die Sie in der Vergangenheit hatten**
→ **irgendwelche Krankheiten, die in Ihrer Familie auftraten**
→ **Ihren allgemeinen Gesundheitszustand**
→ **Ihre Trink- und Essgewohnheiten**
→ **ob Sie rauchen**
→ **welcher Arbeit Sie nachgehen**
→ **wie Sie sich körperlich bewegen**
→ **Ihr Reizdarm-Syndrom**

Diese Information versetzt Ihren Arzt in die Lage, den wahrscheinlichen Grund für Ihre Symptome zu erfahren und – falls nötig – entsprechende Medikamente zu verschreiben. Zudem kann er Ratschläge für den Umgang mit dem Leiden geben.

Der Arzt wird Ihnen wahrscheinlich eine Reihe von Fragen stellen, die auf einem international anerkannten System zur Diagnose von RDS beruhen, den so genannten Rom-Kriterien. Diese Fragen wurden speziell zur Diagnose von RDS und zur Unterscheidung von anderen Magen-Darm-Erkrankungen zusammengestellt. Dazu gehören:

→ **Haben Sie in den vergangenen drei Monaten ständige oder wiederkehrende Bauchschmerzen oder Beschwerden, die**
  • nach der Darmentleerung nachlassen?
  • mit einem Wechsel in der Häufigkeit der Darmentleerung einhergehen?
  • mit einer veränderten Stuhlzusammensetzung einhergehen?
→ **Haben Sie zwei oder mehr der folgenden Symptome wenigstens zu 25 Prozent der entsprechenden Anlässe:**
  • Änderung der Stuhlfrequenz oder Darmbewegungen?
  • Änderung der Stuhlkonsistenz, z. B. plump und hart oder mehr weich und wässrig?
  • Änderung der Darmbewegungen, z. B. Spannungen, Stuhldrang oder das Gefühl der unvollständigen Entleerung?
  • Blähungen oder Völlegefühl?

Je häufiger Sie mit „ja" geantwortet haben, desto wahrscheinlicher leiden Sie am Reizdarm-Syndrom.

Sie haben viel von Ihrem Besuch beim Arzt, wenn Sie sich darauf vorbereiten und dem Arzt alle Informationen zur Verfügung stellen, die er benötigt. Möglicherweise wird der Arzt einige Untersuchungen machen, um andere schwere Krankheiten auszuschließen, aber er ist, um eine richtige Diagnose erstellen zu können, auf Ihre Mithilfe angewiesen.

Mögliche Untersuchungen

Da es sich bei RDS um eine funktionelle Störung handelt, also eine, die keine feststellbaren körperlichen Veränderungen mit sich bringt, gibt es auch keinen spezifischen Test, mit dem der Arzt eine definitive Diagnose stellen kann. Der Arzt oder die Ärztin wird sich stattdessen auf Ihre Angaben und Ihre Symptom-Beschreibung verlassen und nur Untersuchungen machen, um Krankheiten mit ähnlichen Symptomen auszuschließen.

ABDOMINALPALPATION

Der Arzt wird Sie bitten sich hinzulegen, damit er Ihren Bauch mit den Händen abtasten kann, um mögliche Berührungsempfindlichkeiten oder Schwellungen festzustellen. Bei RDS sind im Allgemeinen keine Veränderungen zu ertasten, lediglich eine leichte Berührungsempfindlichkeit des Bauches bei Blähungen kann diagnostiziert werden.

RECTALUNTERSUCHUNG

Ihr Arzt wird Sie dann möglicherweise bitten, sich auf die Seite zu legen, damit er eine Rectaluntersuchung durchführen kann. Zu diesem Zweck wird er einen behandschuhten Finger in den Anus einführen, um mögliche Anormalitäten zu erfassen, die auf eine Krankheit hindeuten könnten. Obwohl etwas unangenehm, ist die Untersuchung nicht schmerzhaft.

BLUTTEST

Ihr Arzt wird eine Blutsenkung machen lassen, um das Vorliegen einer Anämie und Ihr Blutbild zu überprüfen. Eine Diagnose Ihres Blutes ist wichtig, um Infektionen oder Krankheiten auszuschließen.

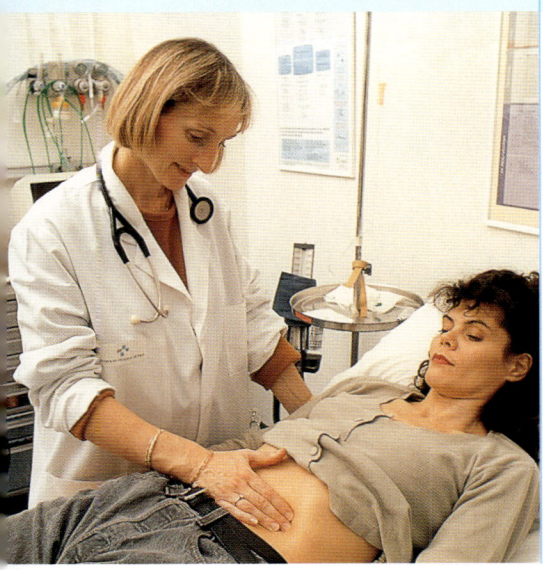

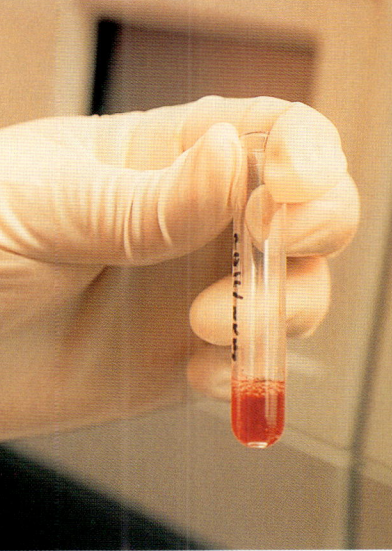

LINKS: Teil der ärztlichen Untersuchung ist das Abtasten des Bauchs, um sicherzustellen, dass weder Schwellungen noch andere Anormalitäten vorliegen.

RECHTS: Bei einer Blutsenkung kann festgestellt werden, ob Anämie, Entzündungen oder andere Krankheitszeichen vorliegen.

Überweisung an Spezialisten

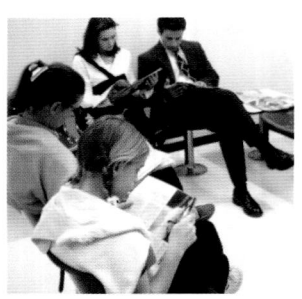

Medizinische
Behandlungs-
formen

In einigen Fällen, etwa, wenn Sie über 45 Jahre alt sind und die Symptome erstmals aufgetreten sind, wird der Arzt Sie für weitere Untersuchungen an einen Gastroenterologen, einen Facharzt für Magen-Darm-Krankheiten überweisen. Sie werden einen Termin in der Ambulanz-Klinik der Gastroenterologie oder in Ihrem örtlichen Krankenhaus erhalten. Die Untersuchungen, die erfolgen, hängen auch hier von Ihren Symptomen ab. Wenn Sie in erster Linie an Durchfall leiden, könnte der Spezialist wegen möglicher Infektionen oder einer Malabsorption (verminderte Nährstoffaufnahme) eine Stuhlprobe empfehlen. Wenn Sie über 50 sind, empfiehlt der Arzt im Allgemeinen ein Sigmoidoskopie oder Koloskopie (Dickdarmspiegelung). Diese Untersuchungen und andere, die im Folgenden beschrieben werden, können nur vom Spezialisten gemacht werden.

Wenn Sie die Kriterien für den Reizdarm erfüllen und die Untersuchungen keine Anzeichen für andere Erkrankungen erbracht haben, wird der Arzt mit großer Wahrscheinlichkeit die Diagnose RDS stellen.

STUHLUNTERSUCHUNG

Eine Probe Ihres Stuhls wird auf eine virale, bakterielle oder parasitäre Infektion hin untersucht – alles das kann ebenfalls Durchfall und Erbrechen auslösen. Gleichzeitig wird Ihr Stuhl auf verborgenes (okkultes) Blut geprüft, ein mögliches frühes Zeichen für Darmkrebs.

SIGMOIDOSKOPIE

Für diese Untersuchung verwendet man ein weiches, flexibles, röhrenartiges Instrument (Sigmoidoskop) mit einer Lichtquelle an der Spitze. Man kann damit die Wände des Mastdarms (Rectum) und des unteren Colonabschnittes auf Blutungen, Entzündungen und ungewöhnliche Schwellungen hin untersuchen. Während der Untersuchung liegen Sie auf der linken Seite. Der Arzt führt dann vorsichtig das Sigmoidoskop durch den Anus in Ihren Darm. Durch Luft, die eingeführt wird, klaffen die Darmwände leicht auseinander, und der Arzt kann sie deshalb besser betrachten. Obwohl diese Untersuchung eher unangenehm als schmerzhaft ist, kann sie RDS-ähnliche Symptome hervorrufen, etwa Druck, Gasbildung, Blähungen oder Krämpfe. Die gesamte Prodezur dauert zwischen fünf und 20 Minuten. Wenn der Arzt etwas Ungewöhnliches feststellt, kann er eine kleine Gewebeprobe entnehmen und diese analysieren lassen.

KOLOSKOPIE

Die Untersuchung ähnelt der Sigmoidoskopie. Ein Koloskop, ein etwa ein Meter langes, flexibles, schlauchförmiges Instrument mit Lichtquelle, wird genutzt, um die Wände des gesamten Darms auf Anormalitäten zu untersuchen. Falls nötig, erfolgt eine Biopsie (Gewebeentnahme). Am Abend vor der Koloskopie erhalten Sie ein starkes Abführmittel; mit dem Essen und Trinken müssen Sie sechs Stunden vorher aufhören. Das Ganze wird unter örtlicher Betäubung durchgeführt. Wenn die Koloskopie vorbei ist, können Sie sich solange ausruhen oder ein Nickerchen machen, bis die Betäubung verschwunden ist. Auto fahren können Sie nach der Behandlung nicht, deshalb sollten Sie vorher Ihren Heimweg arrangieren.

GASTROINTESTINALES RÖNTGEN

Die Untersuchung wird gern gemacht, um anormale Vergrößerungen, Geschüre, Polypen oder andere Schwellungen zu erkennen. Eine dicke Flüssigkeit, die Bariumsulfat enthält, wird dem Betroffenen durch den Anus eingeführt und bedeckt die Wände des Colon und Rectums. Durch das Barium können Röntgenbilder gemacht werden, auf denen der Untersuchende Gestalt und Größe Ihres Darms und etwaige Anormalitäten diagnizieren kann.
Ein Barium-Einlauf kann sehr unangenehm sein und RDS-ähnliche Schwellungs- und Druckgefühle auslösen.

Es kann sein, dass Sie das dringende Bedürnis haben, den Darm zu leeren. Doch dies kann nicht passieren, da die Einlaufspritze am Ende einen Ballon hat, der verhindert, dass die Flüssigkeit wieder herausläuft. Nach der Untersuchung können Sie Ihren Darm entleeren, meist dauert es zwei Stunden, bis er völlständig leer ist. Das Barium wird mit einigen wenigen Darmbewegungen ausgeschieden. Im Nachhinein können Sie an Verstopfung leiden, und Ihr Stuhl kann einige Tage danach weiß oder grau aussehen. In der Nacht vor der Röntgenuntersuchung dürfen Sie nur klare Flüssigkeiten trinken.

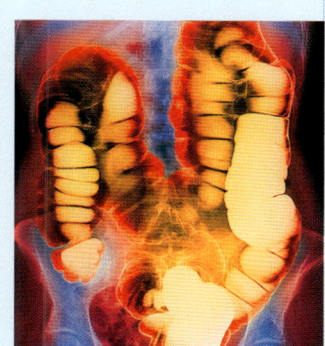

RECHTS: Die Bariumkontraströntgendarstellung wird häufig gemacht – das Bariumsulfat ist auf dem Röntgenbild zu erkennen.

LAKTOSETOLERANZTEST

Das im Dünndarm gebildete Enzym Laktase hat die Aufgabe, Laktose oder Milchzucker zu spalten. Bei Laktasemangel – ob angeboren oder durch eine Magen-Darm-Entzündung hervorgerufen – ist Ihr Körper nicht in der Lage, Milch und Milchprodukte wie etwa Käse zu verdauen. Laktasemangel kann Symptome wie Blähungen, Durchfall, Bauchschmerz und Winde wie bei RDS bewirken. Der Arzt wird also einen Laktoseintoleranztest machen, um festzustellen, wie gut Ihr Körper im Darm Laktose aufspalten kann. Vor der Untersuchung dürfen Sie acht bis zwölf Stunden nichts essen und trinken. Dann wird aus Ihrer Fingerspitze etwas Blut abgenommen, um die Zuckerwerte zu bestimmen. Anschließend müssen Sie eine Lösung trinken, die Milchzucker und Zitrone enthält. Wenn die Laktoseaufspaltung bei Ihnen richtig funktioniert, wird Ihr Blutzuckerspiegel innerhalb einer Stunde ansteigen. Wenn dies nicht der Fall ist, kann dies bedeuten, dass Ihr Körper Laktose nicht richtig verwertet. Ursache kann ein Mangel des Enzyms Laktase sein.

Bevor Sie zum Arzt gehen

Um Ihrem Arzt bei der Diagnose zu helfen, sollten Sie sich zu folgenden Punkten Notizen machen:

1. **Erstmaliges Auftauchen der Symptome**
2. **Wichtige Faktoren, die mit dem Einsetzen der Symptome in Verbindung stehen, etwa Nahrung, Stress, Reisen, Tageszeit usw.**
3. **Ihr persönliches Symptome-Muster: wann sie auftreten, wie lange sie andauern, ob sie kommen und gehen oder ständig da sind**
4. **Alles, was die Symptome lindert, etwa Darmbewegungen**
5. **Behandlungen und Selbstmedikationen, die Sie bereits ausprobiert haben, etwa Medikamente oder ergänzende Therapien**
6. **Eine kürzliche Änderung des Musters**
7. **Alle besonderen Fragen oder Sorgen, die Sie bewegen**

Wichtige Gründe für den Arztbesuch

Obwohl selten etwas Schwerwiegendes hinter den Symptomen steckt, können sich hinter einzelnen RDS-Symptomen doch schwere Erkrankungen verbergen, die entsprechend behandelt werden müssen. Sie sollten Ihren Arzt unverzüglich aufsuchen, wenn:

→ **Sie Blut in Ihrem Stuhl feststellen**
→ **Ihr Stuhl schwarz ist**
→ **Sie Fieber und Bauchschmerzen haben**
→ **Sie ohne ersichtlichen Grund an Gewicht verlieren, obwohl Sie keine Diät machen**
→ **der Bauchschmerz so stark ist, dass Sie aus dem Tiefschlaf aufwachen und sich erbrechen**
→ **Sie in Ihrem Erbrochenem Blut oder schwarze Klümpchen bemerken**
→ **in Ihrer Familie Darmkrebs gehäuft vorkommt**
→ **Sie zum ersten Mal RDS-Symptome nach dem 45. Lebensjahr entwickeln**

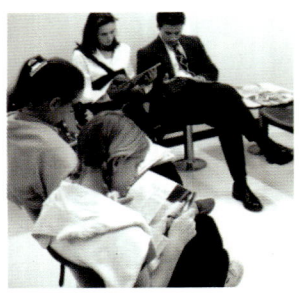

Medikamente bei RDS

Wenn der Arzt alle wichtigen Informationen hat, die er benötigt, wird er Ihnen ein Rezept ausstellen. Darüber hinaus erhalten Sie praktische Ratschläge, die Ihren Lebenswandel betreffen, damit Sie Ihr Leiden besser in den Griff bekommen, die Symptome lindern und die Zahl der Anfälle reduzieren können. Es gibt verschiedene Medikamente, die eine Rolle spielen können. Dazu gehören Laxativa (Abführmittel), Ballaststoff-Ergänzungen, Spasmolytika (krampflösende Mittel), Antiazida (säureneutralisierende Mittel) und Präparate für die Behandlung von Winden, antidiarrhöische (durchfallbekämpfende) Medikamente, ein Muskelrelaxans zur Erschlaffung der glatten Muskeln und in einigen Fällen auch Antidepressiva. Keines der Medikamente wird Ihr Reizdarm-Syndrom heilen, aber Sie können mit ihnen Schmerzen und Unwohlsein mildern.

Maßgeschneiderte Behandlung

Genauso wie die Symptome individuell unterschiedlich sein und von Tag zu Tag schwanken können, gibt es auch ein ganzes Spektrum möglicher Behandlungsarten. Der Arzt wird – soweit möglich – versuchen, für Sie persönlich einen maßgeschneiderten Behandlungsplan aufzustellen.

Es gibt also nicht eine einzige Medikation. Deshalb kann es einige Zeit dauern, bis die für Sie beste Behandlungsform herausgefunden ist. Wenn irgendein Medikament bei Ihnen nicht anschlägt, scheuen Sie sich nicht, wieder zum Arzt zu gehen und um Hilfe zu ersuchen. Häufig ist es möglich, ein Mittel zu verschreiben, dass besser wirkt.

Informieren Sie Ihren Arzt auch stets, wenn Sie Probleme oder Nebenwirkungen nach der Einnahme des Arzneimittels verspüren, auch wenn es sich um ein frei verkäufliches Mittel handelt, das Sie sich besorgt haben. Viele Betroffene sind der Meinung, dass mehrere verschiedene Behandlungen – ausgerichtet auf die unterschiedlichen Symptome – Ihnen besser bekommen als eine einzige. Andere wiederum versuchen die meiste Zeit, ganz ohne Medikamente auszukommen – mit der Sicherheit, Mittel zur Hand zu haben, wenn die Symtome Sie überwältigen.

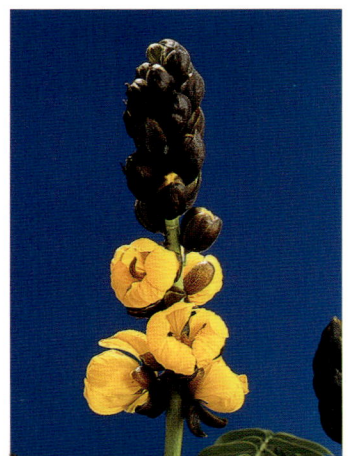

LINKS: Die Hülsen der Sennapflanze werden in einigen Abführmitteln verwendet. Sie stimulieren die Motilität des Colon.

Behandlungen bei Diarrhoe (Durchfall)

Diese Mittel wirken sowohl auf die Darmwände, indem sie die Kontraktionen verringern, als auch auf die Konsistenz des Stuhls.

HEILMITTEL	WIRKUNGSWEISE	DAS SOLLTEN SIE BEACHTEN
MITTEL, DIE DARMKONTRAKTIONEN VERLANGSAMEN		
z. B. Loperamide	Loperamide verlangsamen die Peristaltik, erhöhen den Darmtransport und verringern eine Darmbeschleunigung und Durchfall. Sie erhöhen zudem die Spannung des Sphinkters, ein ringförmiger Schließmuskel, der das Rectum geschlossen hält, bis Sie den Darm entleeren möchten. Einige dieser Produkte sind frei verkäuflich: Sie werden oft gegen mögliche Beschwerden auf Reisen empfohlen.	• Nebenwirkungen: leichter Hautausschlag, Magenkrämpfe, Blähungen und Verstopfung. • Verwenden Sie derartige Mittel nicht, wenn Sie stillen oder schwanger sind, auch nicht, wenn Sie an Nierenversagen, Dysenterie (Ruhr) oder Verstopfung leiden. • Diese Mittel gehören zur Familie der Opiate, und obwohl sie die Blut-Hirn-Schranke nicht kreuzen, können sie in einigen Fällen zur Abhängigkeit führen.
MITTEL, WELCHE DIE STUHLKONSISTENZ ÄNDERN		
z. E. Ispaghula Husk	Dazu gehören alle Mittel, die den Stuhl sperriger machen. Es gibt sie als Granulat, Pulver oder in Tablettenform. Sie nehmen Flüssigkeit aus dem darmpassierenden Stuhl auf. Sie produzieren einen festeren Stuhl und können Krämpfe verhindern.	• Diese Mittel sind nicht für jedermann geeignet, in einigen Fällen können sie sogar Durchfall verstärken. • Verwenden Sie derartige Mittel nicht, wenn Sie Probleme mit den Nieren, dem Kreislauf, dem Herzen haben oder an Verstopfung bzw. einem unelastischen Colon leiden.

Behandlungen bei Schmerz, Darmwinden und Blähungen

HEILMITTEL	WIRKUNGSWEISE	DAS SOLLTEN SIE BEACHTEN
SFASMOLYTIKA (KRAMPFLÖSENDE MITTEL)		
z. B. Mebeverin, Alverine Citrate, Hyoscine Butylbromide	Häufig bei RDS verordnet, sind Spasmolytika gut geeignet, um Krämpfe der Darmwände, die sehr schmerzhaft sind, zu verhindern. Sie verringern die anormale Überempfindlichkeit der Rezeptoren des glatten Muskelgewebes und helfen deshalb besonders gut bei Bauchschmerz. Obwohl Spasmolytika erwiesenermaßen Schmerzen lindern, ist nicht gesichert, dass sie auch über einen längeren Zeitraum effektiv sind.	• Einige Spasmolytika verursachen Mundtrockenheit, unscharfes Sehen, Verwirrungszustände und Probleme beim Wasserlassen. • Mebeverin sollte nicht bei Verstopfung oder Porphyrie (Anomalie des Porphyrenstoffwechsels) eingenommen werden. • Alverine Citrate sind in der Schwangerschaft nicht einzunehmen. • Hyoscine Butylbromide nicht verwenden, wenn Sie an Glaukom, Darmentzündung oder an einer vergrößerten Prostata leiden.
PFEFFERMINZÖLPRODUKTE		
z. B. Pfefferminzöl	Pfefferminzöl enthält Menthol, das die Entspannung der weichen Eingeweidemuskeln fördert. Pfefferminzöl und andere auf Pfefferminze basierende Mittel lindern den Schmerz, Darmwinde und Blähungen.	• Einige Produkte können gelegentlich Sodbrennen, Allergien, Hautausschläge, Kopfschmerzen, Herzrhythmusstörungen oder Muskelzittern hervorrufen. • Vorsicht, wenn Sie Antiazida einnehmen.

Behandlungen bei Verstopfung

Es gibt sperrig machende Mittel, osmotische Laxativa, stimulierende Laxativa und solche, die den Stuhl weicher machen.

HEILMITTEL	WIRKUNGSWEISE	DAS SOLLTEN SIE BEACHTEN
MITTEL, DIE DEN STUHL SPERRIGER MACHEN		
z. B. Ispaghula Husk	Wie bereits beschrieben, arbeiten diese Mittel, indem sie die Flüssigkeit aus den Eingeweiden absorbieren, den Stuhl sperriger, weicher und leichter passierbar machen. Da sie mild sind, gehören sie zu den sichersten Laxativa. Denken Sie daran, dass Abführmittel einige Tage brauchen, bis sie wirken.	• Obwohl im Allgemeinen mild und sicher, gibt es Betroffene, die diese Mittel nicht vertragen. Symptome wie Schmerz, Blähungen, Darmwinde und Durchfall können sich verschlechtern.
OSMOTISCHE LAXATIVA		
z. B. Laktulose, Magnesiumhydroxid	Derartige Mineralsalzlösungen (meist Kalium, Magnesium oder Natrium) bewirken, dass Wasser in den Darm gelangt und der Stuhl weich und lockerer wird. Das Wasser verursacht peristaltische Bewegungen, die wiederum die Transportzeit des Darminhalts erhöhen. Dazu gehören auch viele frei verkäufliche Präparate.	• Trinken Sie reichlich Wasser, um eine Dehydrierung zu verhindern. • Es kann zu Wechselwirkungen mit Antiazida und dem Antibiotikum Niomycin kommen. • Osmotische Laxativa, die auf Laktulose basieren, werden oft schlecht vertragen. Sie können Übelkeit, Darmwinde, Krämpfe und Blähungen verursachen. Menschen, die an einer vererbten Enzymstörung Galaktosämie leiden oder Menschen mit Verstopfung sollten Laktulose nicht nehmen. • Betroffene mit Nierenproblemen sollten auf osmotische Mittel, die Magnesium enthalten, verzichten. • Osmotische Mittel, die Natrium enthalten, sollten bei Bluthochdruck, Leber- oder Nierenproblemen nicht verwendet werden.
STIMULIERENDE LAXATIVA		
z. B. Senna, Bisacodyl, Sterculia	Diese Mittel reizen die Wände der Eingeweide, stimulieren zu stärkeren Kontraktionen und treiben den Stuhltransport an. Sie brauchen meist sechs bis zwölf Stunden, bevor sie wirken.	• Da diese Mittel einen Reiz ausüben, können sie bei empfindlichen Betroffenen zu Magenkrämpfen und Bauchschmerzen führen. • Einige sollten nicht eine Stunde nach Einnahme von Antiziada eingenommen werden. • Einige Arten sollten nicht vor dem Schlafengehen eingenommen werden. • Keine längere Einnahme, da der Darm eventuell in Mitleidenschaft gezogen wird. • Nicht bei Verstopfung oder unelastischem Colon einnehmen.
MITTEL, DIE DEN STUHL WEICHER MACHEN		
z. B. Ducosat-Natrium	Derartige Mittel machen den Stuhl weich und bewirken, dass die Darmpassage schneller erfolgt und der Stuhl leichter passiert. Diese Weichmacher greifen in die Oberflächenspannung des Stuhls ein, indem sie diese aufbrechen, so ähnlich wie ein Reinigungsmittel.	• Diese Mittel benötigen einen Tag, bevor sie wirken. • Einige sollten Sie vermeiden, wenn Sie schwanger sind oder stillen. Auch bei Darmverschluss sollten sie nicht verwendet werden.

Andere Behandlungen

HEILMITTEL	WIRKUNGSWEISE	DAS SOLLTEN SIE BEACHTEN
ANTIDEPRESSIVA		
z. B. Trizyklische Antidepressiva (etwa Amitriptylin, Imipramin, Despramin) oder selektive Serotonin-Wiederaufnahme-Hemmer (etwa Fluoxetin, Sertralin, Paroxetin)	Ihr Arzt verschreibt Ihnen vielleicht trizyklische Antidepressiva oder Serotonin-Wiederaufnahme-Hemmer (SSRI), die den Spiegel des im Hirn befindlichen Glückshormons Serotonin heben. Untersuchungen zufolge können Antidepressiva Symptome unabhängig von ihren primären Wirkungen (gegen Depressionen) lindern. Wie dies funktioniert, ist noch nicht genau bekannt, obwohl als gesichert gilt, dass es in Verbindung mit der Hirn-Darm-Verknüpfung steht. Möglicherweise bewirken Antidepressiva geringere Kontraktionen der Darmwand und eine Abnahme der Krämpfe. Sie können Schmerzen oder die Wahrnehmung von Schmerzen bei Darmkrämpfen vermindern.	• Die Wirkung tritt meist erst nach vier bis sechs Wochen ein. • Trizyklische Antidepressiva können zu Mundtrockenheit führen, zu unscharfem Sehen, zu Schwierigkeiten beim Wasserlassen und zu Verstopfung. • Weitere Nebenwirkungen können Übelkeit, Erbrechen, Kopfschmerz, Angst, Schlaflosigkeit, Schwindel, Schläfrigkeit, Hautausschläge und Hyperaktivität sein. • Nehmen Sie Antidepressiva nur auf die Verordnung Ihres Arztes ein, wenn Sie schwanger sind, an Epilepsie leiden, Leber- oder Nierenprobleme haben, herzkrank oder Diabetiker sind. Wenn Sie stillen, dürfen Sie Antidepressiva nicht einnehmen.

Psychotherapie

Da RDS in einem engen Zusammenhang mit Stress steht, kann die Psychotherapie häufig einen wertvollen Beitrag zur Behandlung leisten. Eine Form der Psychotherapie, die gern eingesetzt wird und ebenso gute Erfolge zeigt wie eine medikamentöse Behandlung, ist die kognitive Verhaltenstherapie. Sie unterstützt die Suche nach der eigenen Identität und korrigiert falsche Denkmuster – sowohl ganz allgemein in Ihrem Leben als auch im Besonderen in Bezug auf das Reizdarm-Syndrom.

Beispielsweise denken Sie „Ich kann wegen meines Reizdarms nirgendwo hingehen". Dieser Gedanke kann Stress, Angst und Depressionen verursachen und die Symptome verschlimmern. In der Verhaltenstherapie lernen Sie derartige negative Gedanken genau zu lokalisieren und sie durch wesentlich realistischere, positive zu ersetzen, etwa: „O.k., mein Reizdarm macht es schwer, Dinge zu planen, aber mit etwas Vorausschau ist es nicht unmöglich, etwas zu tun."

Während einer Therapie lernen Sie Übungen und Strategien, die Ihnen helfen, Ihr Leben und Ihre Symptome besser zu steuern und Gedanken, die Sie am richtigen Leben hindern, als Herausforderung zu betrachten.

GRUPPENTHERAPIE

Einige Spezialisten bieten für Betroffene Gruppentherapien an. Dazu gehören Sitzungen, in denen Sie darüber sprechen, wie der Darm funktioniert und welche Faktoren bei RDS eine Rolle spielen. Sie werden zudem ermutigt, Ihr Leiden in den Griff zu bekommen, indem Sie psychologische Übungen und Entspannungstraining machen.

Licht am Horizont

Die Entdeckung, dass zwischen Gehirn und Darmfunktion eine enge Verbindung besteht, hat zu neuen Behandlungsansätzen geführt. Doch zurzeit stehen leider die daraus entstehenden praktischen Methoden kaum zur Verfügung.

Eines der neuen Medikamente, Lotronex, wirkt auf das Serotonin-System im Darm. Im Februar 2000 bekam das Mittel durch die US-Zulassungsbehörde FDA eine Lizenz, in Europa wurde es nicht genehmigt. Leider entwickelten einige Patienten während der Einnahme schwere Komplikationen, etwa sehr schwere Verstopfungen oder einen Darmverschluss. Inzwischen wurde das Mittel in den USA wieder vom Markt genommen. Doch man kann davon ausgehen, dass es bald Medikamente auf dem Markt gibt, bei denen dieses Problem gelöst wurde. Andere Mittel sollen die Überempfindlichkeit des Darms beseitigen.

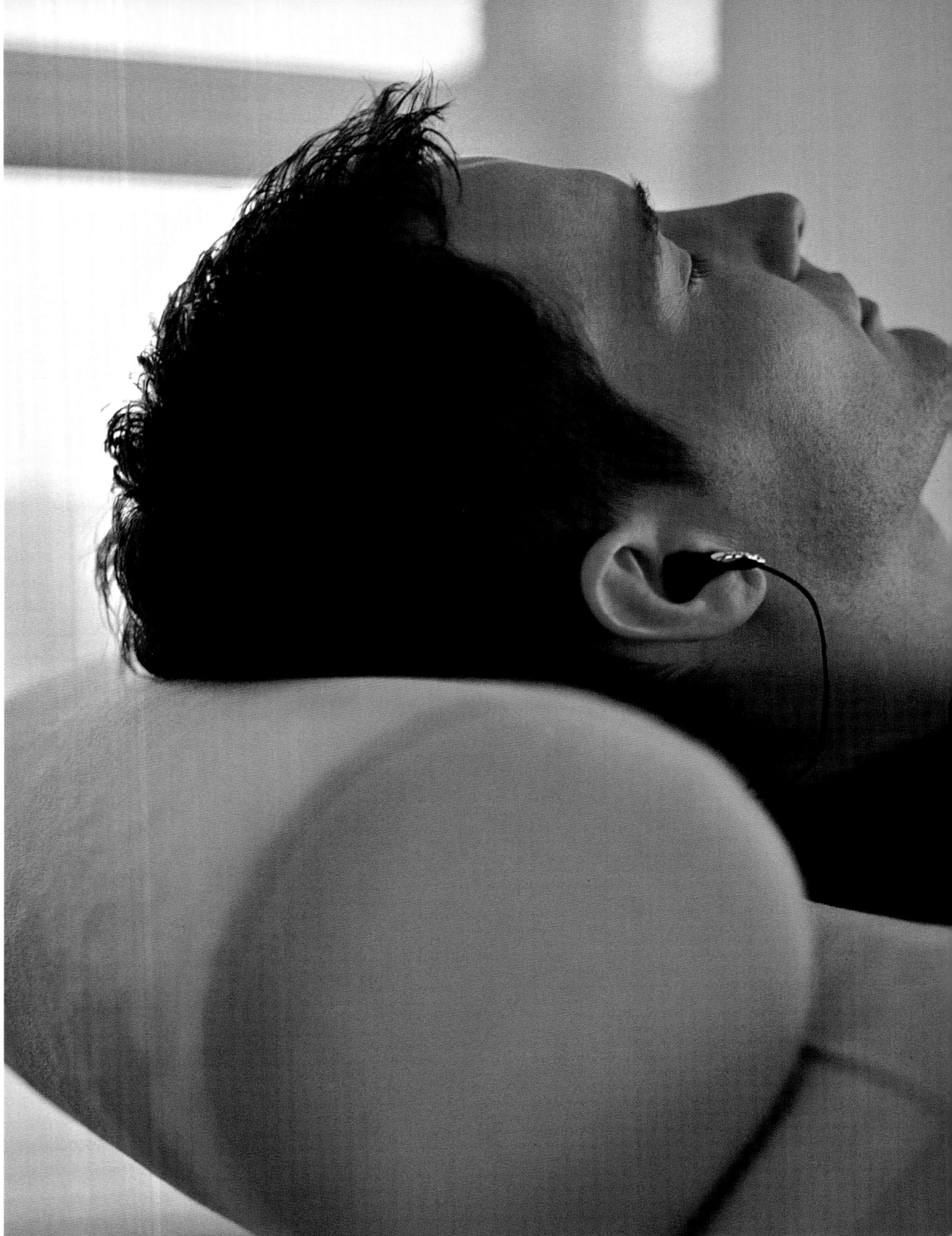

Ergänzende Therapien werden immer beliebter, vor allem bei Menschen, die von chronischen Leiden wie RDS betroffen sind und denen die Schulmedizin nicht immer helfen kann. Eine Studie an 225 RDS-Patienten, die in der Londoner Royal School of Medicine durchgeführt wurde, bestätigt dies: Die Hälfte aller am Reizdarm erkrankten Menschen versuchen, ihr Leiden mit Hilfe ergänzender Therapien in den Griff zu bekommen.

Zum Teil kann dies ein Zeichen dafür sein, dass Betroffene in ihrem Umgang mit konventionellen Heilmethocen Schwierigkeiten haben und frustriert sind.

Die Anwendung ergänzender Methoden kann Ihnen das Gefühl vermitteln, Ihren Gesundheitszustand besser steuern zu können, vor allem dann, wenn es keine klare medizinische Behandlung gibt. Viele Betroffene halten die Kombination aus ergänzender Therapie und konventioneller Behandlung für die wirkungsvollste Form, ihre Symptome zu kontrollieren. Wichtig hierbei ist jedoch die Kenntnis, dass Sie von den komplementärer Methoden keine Wunder erwarten dürfen. Wie Sie wissen, gibt es bei der Behandlung von RDS nicht die einzige Lösung. Sie allein müssen herausfinden, was das Beste für Sie ist.

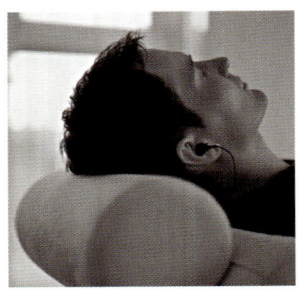

Ergänzende
Therapien

Helfen ergänzende Therapien?

Im Gegensatz zur Schulmedizin, die vor allem die Symptome im Visier hat, betrachten ergänzende Methoden die gesundheitlichen Probleme als Teil eines größeren Ganzen, zu dem Ernährung, Lebensführung und Überzeugungen genauso gehören wie die Symptome selbst: Wir nennen diesen ganzheitlichen Ansatz holistisch. Bevor ein ganzheitlich ausgerichteter Thrapeut mit der Behandlung beginnt, wird er einiges über Sie und Ihren Lebensstil wissen wollen. Gerade in Bezug auf RDS ist dies sehr wichtig. Die Beschwerdemuster sind oft eng mit anderen Aspekten des Lebens verbunden.

Ergänzende Therapien sind gerade deshalb von großer Bedeutung, weil sie den Aspekt der Entspannung einbeziehen. Wie Sie wissen, kann gerade dies eine wertvolle Hilfe bei der Steuerung Ihrer Symptome sein.

Es gibt eine Reihe ergänzende Methoden, die sich bei der Behandlung von RDS als nützlich erweisen. Einige von ihnen werden im Folgenden beschrieben. Insbesondere die Hypnotherapie wurde in mehreren klinischen Untersuchungen erforscht. Das Resultat: Immer mehr Schulmediziner zollen ihr einen gebührenden Respekt. Sie sind davon überzeugt, dass sich die Hypnotherapie bei Stress-Symptomen bewährt.

Denken Sie daran, dass die hier dargestellten ergänzenden und hilfreichen Methoden nicht denselben Prüfungen unterliegen wie Behandlungskonzepte der Schulmedizin und dass es womöglich noch andere Formen gibt, die hilfreich sind. Es gibt keine einzige Behandlung, die für alle Betroffenen geeignet ist. Wenn Sie also eine Methode suchen, kann es sein, dass Sie einige ausprobieren müssen, bis Sie diejenige gefunden haben, die wirklich Ihnen persönlich hilft.

Sind die Methoden sicher?

Da die meisten komplementären Methoden keiner wissenschaftlichen Prüfung unterzogen werden wie das bei den konventionellen Behandlungen der Fall ist, ist es schwierig zu sagen, wie sicher und effektiv sie sind. Diejenigen, die ergänzende Therapien unterstützen, vertreten die Ansicht, die Zeit hätte die Methoden getestet. Dies ist jedoch kein Beweis für Sicherheit und Wirksamkeit. Leider werden in der Regel nur die Prüfungen der konventionellen Behandlungsweisen von den pharmazeutischen Unternehmen finanziert, die Erforschung ergänzender Therapien bleibt also auch eine Frage der Geldmittel. Das Ganze wird dadurch erschwert, dass die Prüfung ergänzender Behandlungsmethoden recht kompliziert durchzuführen ist. Grund: Die Methoden sind häufig auf das zu behandelnde Individuum bezogen, und Patienten mit denselben Symptomen können durchaus unterschiedlich behandelt werden.

Aus diesem Grunde sind Schulmediziner vorsichtig bei der Empfehlung ergänzender Therapien.

GEGENÜBER: Viele Untersuchungen belegen, dass Hypnotherapie die Symptome von RDS auf bemerkenswerte Weise lindert.

UNTEN: Viele Betroffene wenden sich ergänzenden Methoden zu, wenn die Schulmedizin versagt hat.

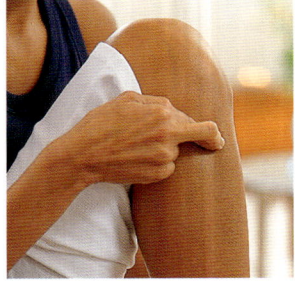

Die gute Nachricht: Immer mehr ergänzende Therapien werden untersucht und es verstärkt sich der Hinweis, dass sie bei der Behandlung gewisser Erkrankungen, etwa RDS, sinnvoll sein können.

Aktive Therapieformen

Hypnotherapie, Yoga und Meditation gehören zu den Therapien, die Sie aktiv mit einbeziehen – beispielsweise, indem Sie Ihre Atmung, Gedanken und Bewegung steuern, oder sich vorstellen, dass Ihr Darm inaktiver wird. Obwohl die einzelnen Therapien sich in ihrem spezifischen Ansatz unterscheiden, haben sie doch den Grundansatz gemein, dass Seele und Körper eine Einheit bilden. Konventionell arbeitende Therapeuten haben in den letzten Jahren begonnen, sich dieses bedeutende Prinzip zu Eigen zu machen. Die aufgekommene Disziplin der Neurogastroenterologie beschäftigt sich in der Tat mit den bestehenden Verbindungen zwischen Gehirn und Verdauungstrakt.

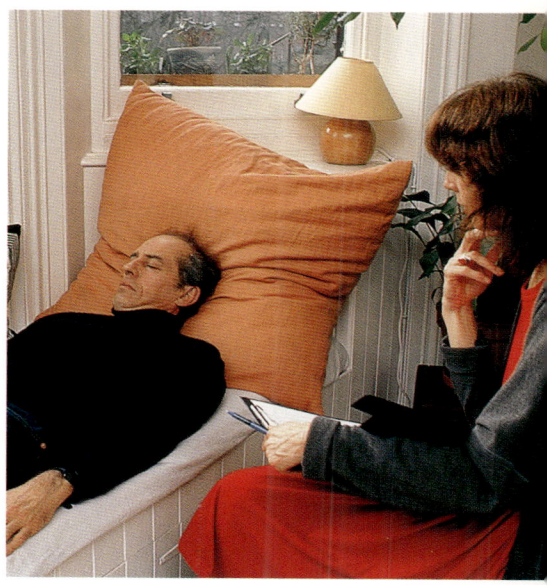

HYPNOTHERAPIE

Hypnotherapie – eine Methode, körperliche und seelische Probleme gleichermaßen zu behandeln – wird überall auf der Welt praktiziert. Wie Sie wissen, ist bei RDS-Betroffenen beides beteiligt – Körper und Seele. Im letzten Jahrzehnt wurde eine Reihe aufschlussreicher Untersuchungen hinsichtlich der Wirksamkeit der Hynotherapie bei RDS-Symptomen durchgeführt.

Hypnotherapie führt zur tiefen Entspannung Ihres Körpers und steigert Ihre Konzentration. Wenn Sie hypnotisiert werden bzw. sich in Trance befinden, „schwebt" sich Ihr Körper in einem Zustand der völligen Entspannung, ähnlich wie unter Meditation oder dem kurzen Moment, bevor Sie einschlafen. In diesem Moment verlangsamen sich eine Reihe von Körperfunktionen, so als würden Sie schlafen – Körperfunktionen, die vom vegetativen Nervensystem kontrolliert werden. Diese entziehen sich Ihrer bewussten Kontrolle, etwa die Atmung, der Herzschlag, der Stoffwechsel und die Darmaktivität. Gleichzeitig ist Ihr Geist hochempfänglich – und das kann eine Möglichkeit sein, Ihre Art zu denken oder zu fühlen zu verändern.

Von allen ergänzenden Therapieformen wird die Hypnotherapie von der konventionellen Medizin für die Behandlung von RDS noch am meistens bejaht. Studien belegen, dass eine Hypnotherapie bei acht von zehn Betroffenen Verbesserungen bewirkt.

Eine der bedeutendsten Studien, sie wurde in den 1980er-Jahren in Manchester, Großbritannien, durchgeführt, macht deutlich, dass die Symptome RDS-Betroffener, bei denen eine konventionelle Behandlung nicht angeschlagen hatte, verbessert werden konnten. Seitdem haben viele andere Untersuchungen dies belegt. Wie genau die Hypnotherapie es schafft, die Symptome zu reduzieren, ist bis jetzt nicht erforscht, auch wenn klar ist, dass sie den Darmtransport verlangsamen, die Sekretion von Magensäure verringern und die Darmmotilität beruhigen kann.

DAS KOMMT AUF SIE ZU

Es gibt verschiedene Methoden, um den hypnotischen Zustand einzuleiten. Alle helfen sie Ihnen, ein tiefes Gefühl der Entspannung zu erreichen. Eine weit verbreitete Methode besteht darin, dass Sie sich auf einen realen oder imaginären Gegenstand konzentrieren und dabei langsam ein- und ausatmen. Wenn Sie völlig entspannt sind, wird der Therapeut Sie möglicherweise bitten, sich eine wunderschöne Szene vorzustellen. Auf diese Weise vertieft sich Ihr Entspannungszustand und Ihr Geist konzentriert sich. Während der Hypnose kann der behandelnde Therapeut mit Suggestionen oder Bildern arbeiten, um Sie zu beruhigen und mit Ihnen die Probleme zu behandeln, die Sie belasten.

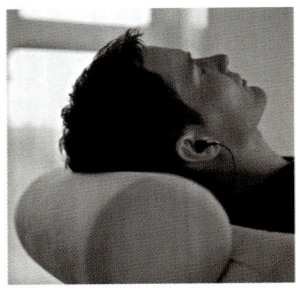

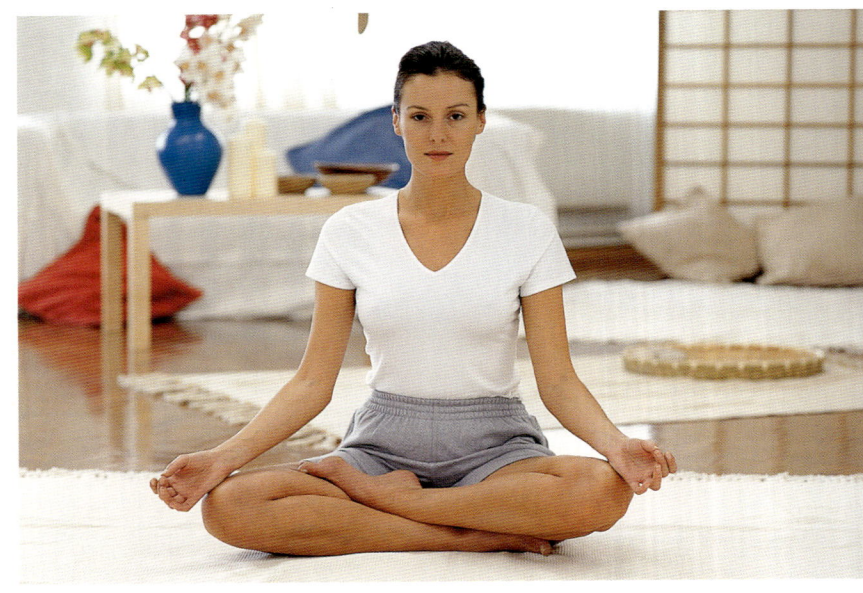

Ergänzende
Therapien

DARMBEZOGENE HYPNOTHERAPIE

Bei dieser Form liegt die Betonung in erster Linie auf den RDS-Symptomen und verhilft Ihnen, die Bewegungen in Ihrem Darm besser zu steuern. Sie erhalten Informationen darüber, wie Ihr Verdauungssystem funktioniert und erfahren etwas über die Verbindung zwischen Darm und Geist. Wenn Sie hypnotisiert sind, wird der Therapeut Sie beispielsweise auffordern, sich vorzustellen, wie Ihre Darmmuskeln sich entspannen bzw. an einen Fluss zu denken, der langsam dahinfließt, um Ihre Konzentration auf den Darm zu erleichtern. Am Ende der Sitzung wird der Therapeut Ihnen helfen, Ihren Weg zum Bewusstsein zurückzufinden. Gewöhnlich werden Sie darin bestärkt, Selbsthypnose mit Hilfe von Kassetten zu Hause zu praktizieren. Bei den meisten Menschen reichen schon sieben Sitzungen aus, aber in der Regel brauchen Sie 13, bevor Sie Ergebnisse spüren.

YOGA

Yoga – im Sanskrit bedeutet das Wort Vereinigung – ist ein System, das darauf abzielt, Körper und Geist zu vereinen und ein Gleichgewicht zwischen beiden herzustellen. Es gibt viele unterschiedliche Formen, aber die im Westen am häufigsten praktizierte Form – auch in den Yoga-Kursen – ist Hatha-Yoga. Hatha-Yoga zielt darauf ab, durch bewusste Körperhaltungen (Asanas), Atemübungen (Pranayama) und Meditation (Dhyana) Körperbewusstsein und Wahrnehmung innerer Prozesse zu fördern. Gemäß alter Yoga-Prinzipien steuert die richtige Atmung (Pranayama) geistige und körperliche Prozesse. Auch im modernen Westen bestätigt man die Bedeutung der Atmung. Viele von uns neigen dazu, flach im oberen Brustbereich zu atmen – die volle Lungenkapazität wird hierbei nicht genutzt. Yoga-Atemübungen ermutigen Sie, die ganzen Lungen zu nutzen, indem Sie sich Ihres Atems bewusst werden. Übungen helfen Ihnen, Ihre Atmung zu steuern.

Viele der Yoga-Körperhaltungen (Asanas) sind dafür geeignet, die inneren Organe zu entspannen. Konventionelle Techniken können dies in dieser Form nicht.

Yoga ist vor allem bei Stress hilfreich, und obwohl es keine wissenschaftlichen Prüfungen hinsichtlich der Wirkung auf RDS gibt, weiß man, dass Stress bei anfälligen Menschen ein Auslöser für RDS-Symptome ist.

LINKS: Yoga und Meditation wirken auf Körper und Seele und sind deshalb besonders hilfreich bei Stressvermeidung und -bewältigung.

RECHTS: Zur Visualisierung gehört, sich eine beschwichtigende Szene vorzustellen – etwa ein leerer Strand –, um einen Zustand der Entspannung zu erreichen.

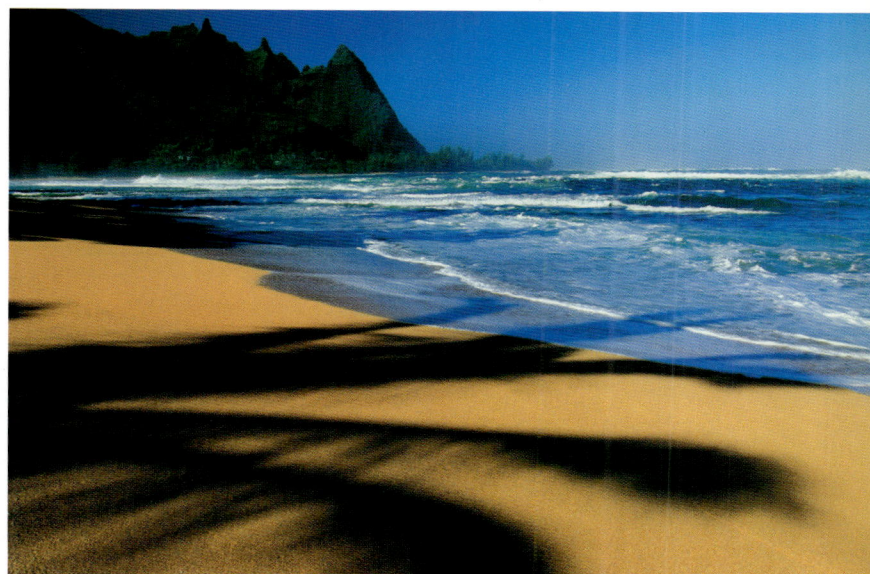

DAS KOMMT AUF SIE ZU

Yoga wird oft in Kursen unterrichtet. Meist dauert so eine Einheit eine Stunde. Wenn Sie Yoga noch nie praktiziert haben, sollten Sie einen Anfängerkurs belegen oder in einen Kurs einsteigen, in dem Menschen mit unterschiedlich hohen Kenntnissen sitzen. Bei den Körperübungen ist man barfuß; Ihre Kleidung sollte so bequem sein, dass Sie sich frei bewegen können. Eine Matte gehört meist zur Ausstattung des Kurses, aber Sie können natürlich auch Ihre eigene mitbringen.

Vor dem Kurs wird der Lehrer die Runde fragen, ob irgendjemand gesundheitliche Probleme hat. Tut er dies nicht, sollten Sie mit ihm von sich aus über Ihre Symptome sprechen. Eine typische Sitzung beginnt gewöhnlich mit fünf bis zehn Minuten Entspannung und Atemübungen, wobei Sie auf dem Boden liegen. Danach folgen eine Reihe von Körperübungen (Asanas), bei denen Sie Ihre Muskeln dehnen und entspannen können. Ihr Lehrer wird Ihnen diese Übungen vormachen und sie mit Ihnen besprechen. Es dauert einige Zeit, bis Sie alle Körperhaltungen beherrschen; die eine oder andere wird Ihnen leichter fallen. Arbeiten Sie so, wie Sie können, und konzentrieren Sie sich auf das, was Sie tun – vergleichen Sie sich nicht mit anderen im Kurs. Meist enden die Sitzungen mit einer weiteren Entspannungsphase, zu der Meditation oder Singen gehören kann.

MEDITATION UND VISUALISIERUNGEN

Meditation wird auf der ganzen Welt und in allen Kulturen und Religionen genutzt, um einen ruhigen Bewusstseinszustand zu erreichen. Meditation ist Teil des Buddhismus, Hinduismus und des Christentums. Wie bei der Hypnose gehört dazu, sich auf den Geist zu konzentrieren, um einen bestimmten Entspannungsstatus zu verwirklichen. Regelmäßige Meditationen können den Herzschlag verlangsamen, Bluthochdruck senken, die Atmung regulieren und den Stoffwechsel ins Gleichgewicht bringen. Zudem senken sie den Adrenalinspiegel, was beim Reizdarm eine wesentliche Rolle spielt.

DAS KOMMT AUF SIE ZU

Es gibt nicht den einen Weg, um zu meditieren. Fragen Sie den Kursleiter, was die Technik bewirkt oder besuchen Sie eine Sitzung. Sie können im Sitzen oder auf Knien meditieren und sich auf Ihren Atem oder eine Sache wie eine Blume, einen Stein oder eine Kerze konzentrieren. Bei einigen Meditationstechniken konzentriert man sich auf ein Mantra, ein Wort oder Klang wie etwa „Om" aus dem Sanskrit oder „Frieden". Andere Techniken verwenden Sprechgesang oder Gesang. Die Visualisierung, bei der Sie sich auf eine reale oder ausgedachte Szene konzentrieren, ist eine häufig genutzte Technik. Es ist völlig normal, dass Ihr wacher Geist Versuchungen und Gedanken ausgesetzt ist, die Ihre Meditation stören. Mit der Zeit können Sie sich besser auf die Meditation konzentrieren, sie sollte regelmäßig praktiziert werden.

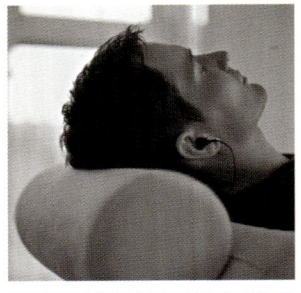

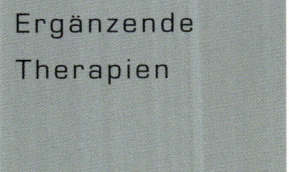

Ergänzende Therapien

RECHTS: Der Homöopath wird Ihnen eine Reihe von Fragen zu Ihren Symptomen stellen, um sich ein umfassendes Bild Ihrer Beschwerden machen zu können.

UNTEN: Kamille wird wegen ihrer krampflösenden Eigenschaft verwendet.

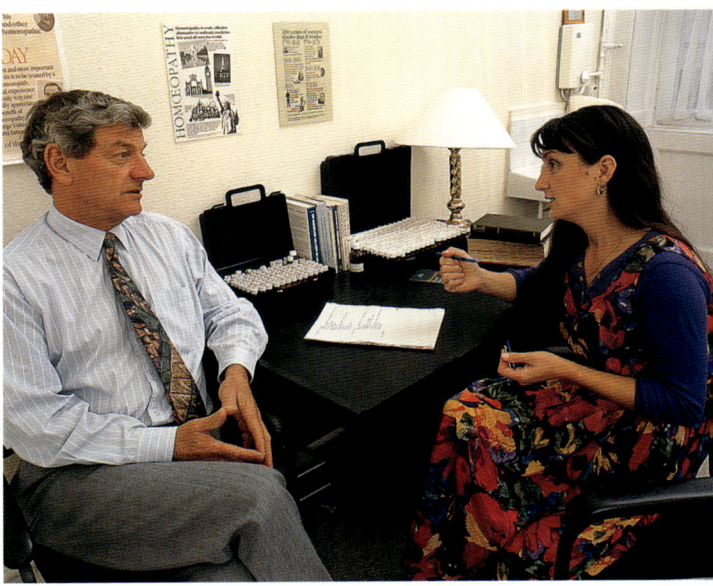

ENTSPANNUNG UND BIOFEEDBACK

Entspannung, wie im zweiten Kapitel auf den Seiten 32 und 33 beschrieben, ist eines der besten Mittel, Ihre Symptome besser in den Griff zu bekommen. Biofeedback-Training verwendet elektronische Instrumente, damit Sie beobachten können, wie entspannt Sie sind und Ihre körperlichen Reaktionen besser steuern können. Wie die Hypnotherapie kann das Biofeedback dazu führen, insgesamt entspannter zu werden und besser mit den RDS-Symptomen umzugehen.

Eine Reihe von Studien haben ergeben, dass Biofeedback eine der viel versprechendsten ergänzenden Therapien bei der Behandlung von RDS ist. In einer Untersuchung, die am Londoner Royal Free Hospital durchgeführt wurde, benutzten 40 Betroffene ein computergesteuertes Biofeedback-Spiel. Man bat sie, ein Beschwerde-Tagebuch anzulegen. Die Hälfte der Patienten konnte die Symptome verringern. Biofeedback wird auch eingesetzt, wenn die Betroffenen an Verstopfung leiden. Es hilft ihnen, bei den Darmbewegungen die Beckenbodenmuskulatur zu entspannen. Andere Techniken verwenden ein elektronisches Stethoskop, um das Feedback der Darmgeräusche zu bekommen. Die Betroffenen nutzen Entspannungstechniken, um Darmgeräusche zu kontrollieren und somit auch die Darmaktivität.

DAS KOMMT AUF SIE ZU

Biofeedback wird vor allem in physiotherapeutischen oder psychiatrischen bzw. in gastroenterologischen Einrichtungen von Krankenhäusern angewandt. In den Kursen werden Entspannungstechniken gelehrt (siehe auch Seite 32–33). An Ihrem Körper werden Sensoren befestigt, die an einen Computer oder anderes technisches Gerät angeschlossen sind. Auf diese Weise können Sie die Reaktionen Ihres Körpers auf einem Monitor beobachten, etwa Herzschlag, Temperatur, Muskelspannung oder Darmgeräusche. Welche Methode auch genutzt wird, sie alle sollen Sie befähigen, Ihre Reaktionen zu steuern und die Symptome zu verringern.

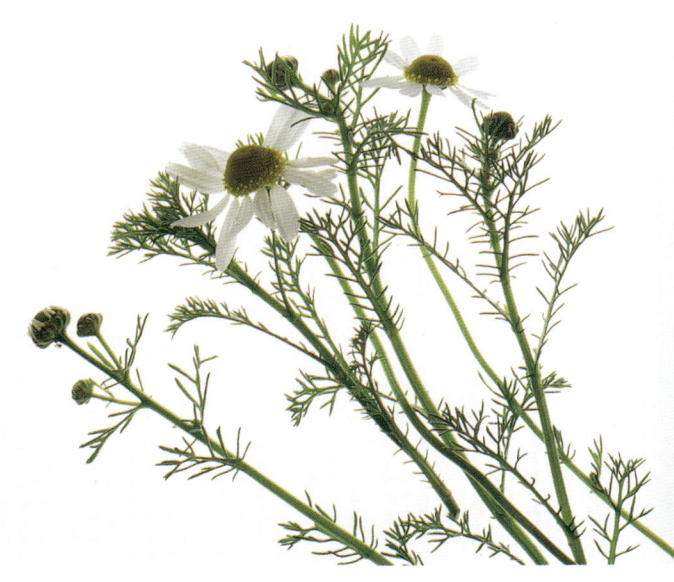

Naturheilkundliche Therapien

Homöopathie, Phytotherapie und Naturopathie sind vollständige naturheikundliche Therapiesysteme, die Selbstheilungskräfte unseres Körpers anregen, um Krankheit zu heilen und Gesundheit und Wohlbefinden zu steigern.

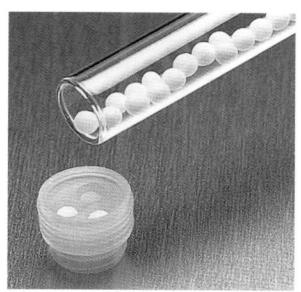

HEILMITTEL	SYMPTOME
HOMÖOPATHISCHE MITTEL BEI RDS	
Be ladonna, Colocynth, mag.	Bauchschmerzen und Krämpfe
Phos. byronia alba	Übelkeit und Schmerz
Colchichum Argentum nit	Blähungen, Durchfall und Verstopfung (mit Schleim im Stuhl) im Wechsel

Da RDS ein komplexes Leiden ist, sollte man sich nicht selbst medikamentieren, sondern einen qualifizierten praktisch arbeitenden Homöopathen aufzusuchen.

HOMÖOPATHIE

Dieses naturheilkundliche Verfahren wurde im 19. Jahrhundert von dem deutschen Arzt Samuel Hahnemann entwickelt. Heute zählt die Homöopathie zu den beliebtesten ergänzenden Therapien. Homöopathische Heilmittel basieren auf dem Grundatz, Gleiches mit Gleichem zu behandeln. Eine Substanz, die ein Krankheitssysmptom auslöst, wird bei einer gesunden Person ähnliche Symptome auslösen. Im Gegenteil dazu behandelt die Schulmedizin Krankheitssymptome mit einem Gegenmittel.

Beispielsweise würde ein Schulmediziner Durchfall mit einem Mittel behandeln, das Verstopfung hervorruft, ein Homöopath hingegen würde eine geringe Dosis einer Substanz verordnen, die – sollte die Menge zu groß sein – wiederum Durchfall auslösen könnte. Die Idee ist, die Selbstheilungskräfte des Körpers zu mobilisieren.

Homöopathische Heilmittel – Substanzen aus tierischen, pflanzlichen und mineralischen Quellen – entstehen, indem diese Ausgangsstoffe mit Alkohol und Wasser soweit verdünnt werden, bis von der Ausgangssubstanz keine Spur mehr zu finden ist. Zwischen den einzelnen Verdünnungsschritten wird die Mischung verrieben oder verschüttelt. Auf diese Weise soll die Energie des Ausgangsstoffes auf die Tinktur übertragen werden. Es ist möglich, dass im Gegensatz zu chemischen Mitteln gerade dies die Selbstheilungskräfte aktiviert.

Homöopathische Heilmittel werden in unterschiedlichen Potenzierungen angeboten, je nachdem, wie stark das Mittel verdünnt wurde. Eine 1C-Verdünnung enthält einen Tropfen der Ausgangssubstanz und 99 Tropfen Alkohol und Wasser. Um eine C6-Arznei zu erhalten (am besten in Apotheken) wird dieses Verfahren sechsmal durchgeführt. Die Tropfen werden winzigen Laktosepillen, einem Granulat oder Pulver zugefügt.

DAS KOMMT AUF SIE ZU

Ein erster Besuch beim Homöopathen dauert in etwa anderthalb Stunden. Homöopathische Heilmittel werden für den ganzen Menschen verordnet. Deshalb wird der Homöopath Sie nicht nur nach Ihren Symptomen fragen, er wird Details über Ihre Person in Erfahrung bringen wollen, etwas über Ihre Vorlieben und Abneigungen und über Ihr Verhalten der Umwelt gegenüber. Beispielsweise wird er oder sie Sie fragen, ob Ihre Symptome bei Wärme oder Kälte stärker sind, welche Art der Nahrung Sie bevorzugen – heiß, kalt, süß, sauer oder pikant –, nach vorangegangenen Erkrankungen und nach medizinischen Problemen in Ihrer Familie. Zwei Menschen, die an RDS leiden, werden nicht auf die gleiche Weise behandelt. Die Arzneien werden immer für eine bestimmte Zeit verschrieben, so dass Sie ein Mittel drei oder vier Tage einnehmen müssen, danach ein anderes. Homöopathika sollten stets in einem sauberen Mund eingenommen werden und unter die Zunge gebracht werden. Die Symptome verschwinden im Idealfall in der entgegengesetzten Reihenfolge, wie sie gekommen sind.

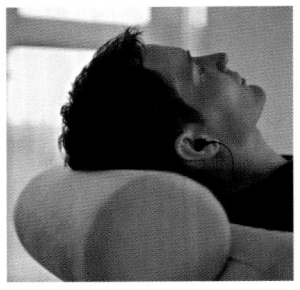

Ergänzende Therapien

PFLANZEN ZUR BEHANDLUNG VON RDS	
Gereizter Verdauungstrakt	Beinwell, Hopfen, Marshmallow-Pflanze, Hafer, Ulme
Darmwinde und Blähungen	Engelwurz, Anis, Kümmel, Cayenne, Deutsche Kamille, Dill, Fenchel, Ingwer, Thymian, Pfefferminze
Durchfall	Echte Maedesuess, Pfeilwurz
Verstopfung	Barbery, Psylienkraut, Löwenzahn, Leinöl, Süßholz, Krauser Ampfer
Krämpfe oder Koliken	Deutsche Kamille, Baldrian, Zitronenkraut, Ingwer, wilde Yamwurzel

PFLANZENHEILKUNDE

Seit alters her wurden Pflanzen zu Heilzwecken einge-setzt. Sogar einige moderne Medikamente entwickelten sich aus Inhaltsstoffen von Pflanzen. Pflanzenheilkunde ist Teil der westlichen medizinischen Tradition, aber auch Teil einer Erbschaft aus Afrika, Indien, China und Amerika.

Wenn Pflanzen in ihrer ganzen Form genutzt werden – als Rinde, Blätter, Samen, Wurzeln und Blüten –, wie dies in der Pflanzenheilkunde der Fall ist, enthalten sie eine Reihe unterschiedlicher chemischer Stoffe. Viele von ihnen gleichen die Wirkungen von anderen aus und redu-zieren so die Gefahr unliebsamer Nebenwirkungen.

Sowohl westliche als auch chinesische Behandlungen wurden wissenschaftlichen Prüfungen unterzogen und eignen sich auf viel versprechende Weise zur Linderung von RDS-Symptomen. In einer Untersuchung wurde an 157 RDS-Patienten eine modifizierte Pflanzentinktur – be-kannt als Iberogast – getestet. Sie enthielt etwas Senf, Kamille, Engelwurz, Kümmel, Mariendistel, Melisse, Schellkraut, Süßholz und Pfefferminze. Diejenigen, die diese modifizierte Mischung einnahmen, litten weniger an Bauchschmerzen und anderen Symptomen.

WESTLICHE PFLANZENHEILKUNDE

Die westliche Pflanzenheilkunde kombiniert traditionelles Wissen mit modernen wissenschaftlichen Methoden. Westliche Phytotherapeuten sind sowohl in Anatomie und Pysiologie ausgebildet als auch in der Pflanzenheilkunde. Sie kennen die unterschiedlichen Pflanzen und wissen, wie man sie einsetzt.

DAS KOMMT AUF SIE ZU

Bei Ihrem ersten Besuch wird der Phytotherapeut Ihre medizi-nische Vorgeschichte und einiges über Ihren Lebensstil wissen wollen. Fragen, die Ihre Stressreaktion betreffen, Ihre Schlaf- und Essgewohnheiten, vorherige Krankheiten und Medika-mente, die Sie einnehmen, können dazugehören.

Manchmal kann eine körperliche Untersuchung folgen, etwa eine Bauchabtastung, um zu sehen, ob eine Entzündung oder Darmgeräusche vorliegen. Schließlich wird er oder sie Ihnen ein pflanzliches Mittel verschreiben, manchmal auch ein Kom-binationspräparat. Zudem erhalten Sie Ratschläge zu Ernährung, Übungen und Entspannung. Der Therapeut wird möglicherweise noch ein anderes Mittel verschreiben, etwa Johanniskraut gegen depressive Verstimmungen, Baldrian oder Scullcap, um die Nerven zu beruhigen und Ängste zu re-duzieren oder Mönchspfeffer bzw. Abendschlüsselblumeöl, wenn RDS-Symptome mit PMS zusammenkommen.

RECHTS: Pflanzliche Mittel werden oft als Infusion verabreicht oder als Tee, der mit reichlich kochendem Wasser aufgegos-sen wird und etwa zehn Minuten ziehen muss.

Die Verwendung pflanzlicher Heilmittel

Zu den unterschiedlichen Darreichungsformen gehören:

→ Tinkturen werden durch das Auflösen von Kräutern in Alkohol gewonnen, um die Inhaltsstoffe zu extrahieren und zu erhalten.

→ Aufgüsse oder Kräutertees erhält man, wenn man Kräuter zehn bis 15 Minuten in kochendem Wasser aufbrüht.

→ Dekokte werden aus den kräftigeren Teilen von Pflanzen gewonnen. Wurzeln, Rinde, Nüsse und Saaten werden in Wasser aufgebrüht, dann gefiltert und getrunken.

→ Tabletten und Kapseln, in denen die Pflanzen wie herkömmliche Medikamente in gepresster Form enthalten sind.

→ Cremes und Salben zur äußeren Anwendung.

→ Heiße oder kalte Kompressen sind meist saubere Tücher aus Baumwolle, die in einen Kräuteraufguss getunkt wurden.

→ Umschläge aus zerstoßenen frischen oder getrockneten Pflanzen, die mit heißem Wasser zu einer Paste verrührt, am Körper angewendet werden.

→ Zäpfchen in bereits vorgefertigter Form oder Spülungen, die aus Aufgüssen oder Dekokten gewonnen werden.

→ Kräuterbäder, die man erhält, wenn man eine Hand voll pflanzlicher Heilmittel in einem Leinensack oder aromatherapeutische Öle ins Badewasser gibt.

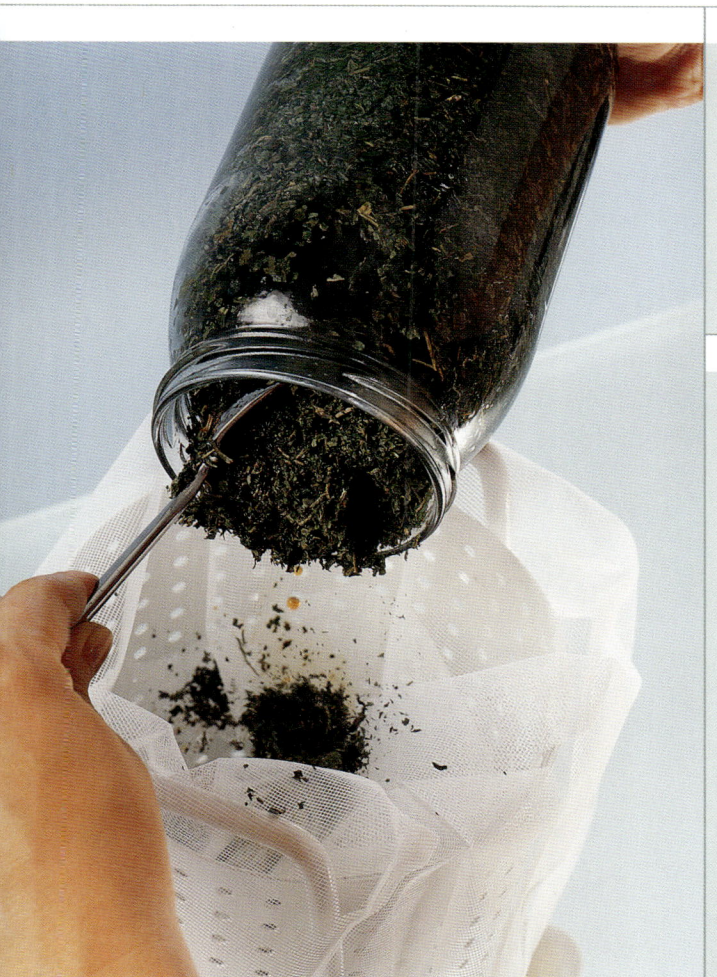

AROMATHERAPIE

Der Einsatz essenzieller Öle bei Massagen, Inhalationen oder Bädern kann für RDS-Betroffene durchaus hilfreich sein, besonders, wenn es um die Entspannung geht. Sinnvoll sind Öle, die Bergamotte und Grapefruit enthalten. Für die Massage werden die essenziellen Öle in einem Trägeröl verdünnt. Sie wären pur zu kräftig, um direkt auf die Haut aufgetragen zu werden.

MASSAGE

Die Kraft der Berührung soll bei der Massage relaxend wirken und psychische und physische Spannungszustände verringern. Sie ist Bestandteil vieler ganzheitlicher Therapien, etwa der Aromatherapie oder der Naturopathie aber auch der ayurvedischen und traditionellen chinesischen Medizin.

Es gibt sehr viele unterschiedliche Massagetechniken, die allerdings alle gemeinsam zum Ziel haben, Entspannung zu fördern, die Atmung zu beeinflussen, die Herzfrequenz zu verlangsamen, den Blutdruck zu senken und die Blutzirkulation anzuregen. Damit sind sie nützlicher Bestandteil der Behandlung.

Die Massagetechniken bestehen aus Streichen, Kneten, Walken, Klopfen und Reiben. Die Therapeuten benutzen essenzielle Öle oder Basisöle, wie Mandelöl, um mit den Händen über den Körper gleiten zu können.

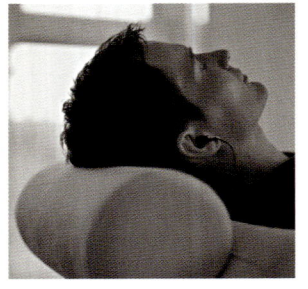

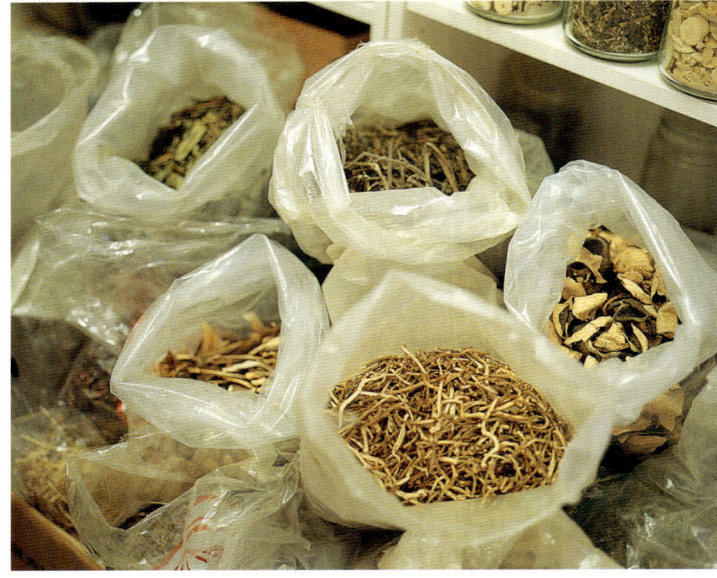

RECHTS: 80 Prozent der Bevölkerung benutzen pflanzliche Heilmittel, und auch viele Medikamente der herkömmlichen Medizin basieren auf pflanzlichen Stoffen.

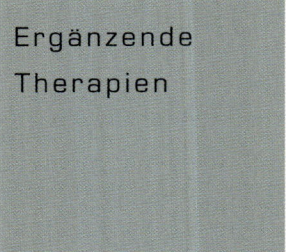

Ergänzende Therapien

NATUROPATHIE

Das gesundheitserhaltende System nutzt natürliche Ressourcen wie Luft, Wasser und Nahrungsmittel, um den Körper anzuregen, sich selbst zu heilen. Die Symptome werden als Versuch des Körpers angesehen, einen natürlichen und harmonischen Zustand wiederherzustellen. Deshalb werden sie nicht unterdrückt, sondern angeregt. Die Behandlung wird durch Hydrotherapie (Wassertherapie), Massagen, Osteopathie, Körperübungen und Entspannungstechniken unterstützt.

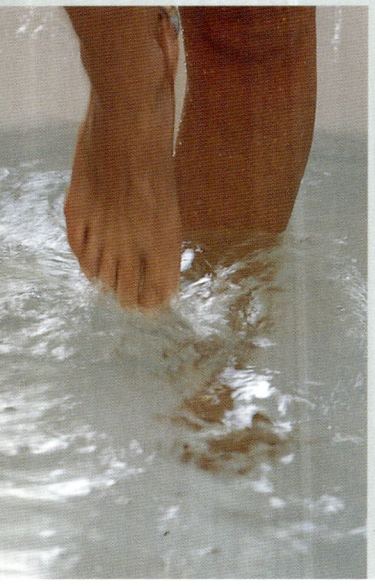

LINKS: Die Hydrotherapie kann als ein Hauptbestandteil der naturopathischen Methode besonders hilfreich zur Erleichterung bei Verstopfungssymptomen eingesetzt werden.

DAS KOMMT AUF SIE ZU

Naturkost bildet den Kern der naturopathischen Ernährung. Deshalb sollen die Nahrungsmittel auch so naturbelassen wie möglich sein (bevorzugt roh oder nur leicht angegart, keinesfalls aber in irgendeiner Form verarbeitet). Eine derartige Ernährung ist natürlich reich an Ballaststoffen, die zur Kontrolle von RDS-Symptomen in manchen Fällen hilfreich sein können. Der Naturopath wird Ihre Nahrungsmittelüberempfindlichkeiten und -allergien beachten und Ihnen vielleicht eine Ausschlussdiät vorschlagen (siehe Kapitel 5, Seiten 72–73) oder auch ein Fasten. Dies soll das Verdauungssystem beruhigen, den Körper entschlacken und entgiften und den Stoffwechsel anregen, damit die Heilung erfolgen kann. Übrigens: Fasten Sie niemals ohne ärztliche Überwachung! Der Naturopath schlägt eventuell weiterhin vor, auf Reizstoffe wie Kaffee, scharfe Gewürze und Alkohol zu verzichten.

Die Hydrotherapie wird eventuell eingesetzt, um die Vitalkraft des Körpers zu stimulieren. Dazu gehört auch der Einsatz von heißen und kalten Kompressen oder Bädern, Sauna oder Sitzbädern, wo Sie auch abwechselnd in kaltem und heißem Wasser sitzen dürfen. Dies kann besonders Verstopfungen lindern. Der Therapeut wird Ihnen wohl auch Anleitungen zum Trainieren und Entspannen geben. Und Ihnen zeigen, wie Sie Ihren Unterbauch sanft massieren können.

Heilungsmethoden des Ostens

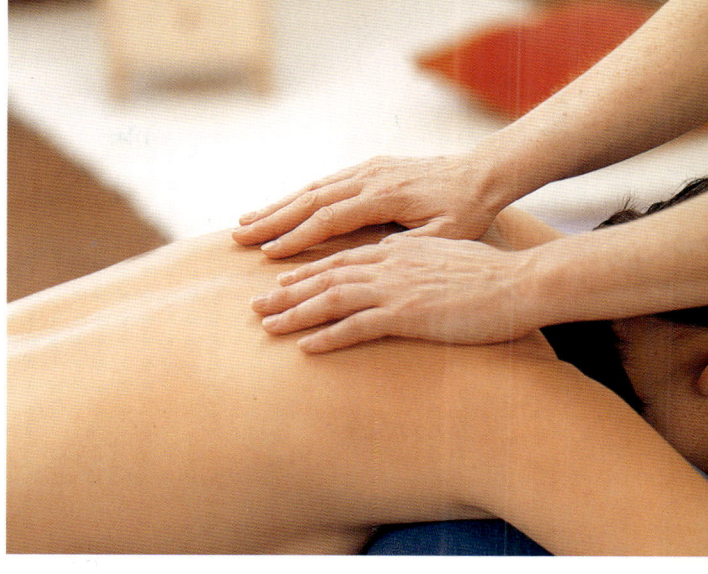

RECHTS: Mit der Entspannung, die der Leidende bei der Massage erfährt, verbessern sich gleichsam seine Symptome.

AYURVEDISCHE MEDIZIN

Hauptsächlich in Indien und Sri Lanka ist die traditionelle östliche Heilmethode Ayurveda zu Hause, doch auch in den westlichen Ländern wird sie mittlerweile überall angewandt. Eine ganze Liste von Anwendungen – Ernährung, Entgiftung, Yoga-ähnliche Übungen, Pflanzen und Meditation – wird angeboten, die den Körper im Gleichgewicht halten und die mentale und physische Gesundheit verbessern sollen. Jeder Patient wird seiner Konstitution entsprechend behandelt. Nach der ayurvedischen Lehre wird Ihre Konstitution von drei vitalen Energien, den drei Doshas, beherrscht. Diese sind unter ihrem Sanskrit-Namen Vata, Pitta und Kapha bekannt.

AYURVEDA UND RDS

Die ayurvedische Medizin betrachtet eine gute Verdauung als Schlüssel für eine gute Gesundheit. Eine schlechte Verdauung hingegen verursacht Ama, ein Gift, von dem angenommen wird, dass es die Wurzel aller Krankheiten ist. Ama zeigt sich als weißer Belag auf der Zunge, kann aber auch den Colon befallen. Es erscheint, wenn der Stoffwechsel gestört ist, verursacht durch ein inneres Ungleichgewicht von Agni oder dem Feuer. Beeinträchtigt durch zu viel Kapha kann Agni die Verdauung verlangsamen, Sie fühlen sich schwer und lustlos. Zu viel Vata wiederum kann zu Darmwinden führen, Krämpfen und sich abwechselnden Verstopfungen und Durchfällen – also exakt die Begleitumstände von RDS.

Während es in den westlichen Ländern bislang nur wenige wissenschaftliche Untersuchungen der ayurvedischen Medizin gab, wurden in einer indischen Studie 169 Patienten teils mit verschiedenen konventionellen Methoden teils mit einer Zusammensetzung ayurvedische Pflanzenheilstoffe oder mit Placebos behandelt. Die Forscher fanden heraus, dass Ayurveda in Fällen von Durchfall besonders hilfreich war.

DAS KOMMT AUF SIE ZU

Bei der ersten Konsultation wird die Diagnose gestellt. Der ayurvedisch arbeitende Therapeut erwartet eine umfassende medizinische Krankengeschichte von Ihnen und will zudem wissen, wie es in Ihrer Kindheit um Ihre Gesundheit bestellt war. Auch die Gesundheit Ihrer Eltern und Ihr gegenwärtiger Lebensstil spielen eine Rolle; eben alles, was Ihre Konstitution beeinflussen könnte. Sie werden beobachtet, um festzustellen, welches Dosha bei Ihnen vorherrschend ist und anschließend physisch untersucht. Im Allgemeinen gehört eine Entgiftung in Form einer Massage mit pflanzlichen Ölen (die Gifte ausschalten sollen) zur Behandlung. Dampfbäder, Einläufe oder Inhalationen könnten Ihnen allerdings ebenso angeboten werden. Verstopfung, auch in Verbindung mit RDS, wird häufig mit pflanzlichen Abführmitteln behandelt.

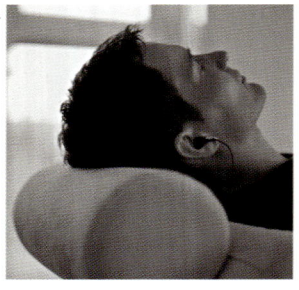

Ergänzende Therapien

Die Zukunft ergänzender Therapien

Je populärer ergänzende Therapien werden, desto mehr verlieren konventionell tätige Therapeuten ihre Skepsis und empfehlen diese auch ihren Patienten. Mit der Zunahme des medizinischen Interesses werden ergänzende Therapien damit auch Inhalt von wissenschaftlichen Studien. Damit ist für die Zukunft wahrscheinlich, dass einige der Grenzen zwischen traditionellen Behandlungsmethoden und den ergänzenden Therapien aufgeweicht werden. In der Zwischenzeit sollten Sie jedoch aufmerksam sein und sich so gut es geht über alle Behandlungsmethoden informieren, auf die Sie sich einlassen – seien es nun ergänzende oder andere.

TRADITIONELLE CHINESISCHE MEDIZIN

Ähnlich wie im Ayurveda ist auch die traditionelle chinesische Medizin (TCM) ein umfassendes System, bestehend aus Akupunktur, Akupressur, chinesischer Pflanzenheilkunde, Moxibustion (Wärmebehandlung), Massage, Ernährung und körperlichen Übungen wie Tai Chi. Ziel aller dieser Methoden ist das Gleichgewicht des Chi-Flusses, der körpereigenen Vitalkraft – von der auch eine gute Gesundheit abhängig ist. Chi fließt in unsichtbaren Kanälen durch den Körper, den so genannten Meridianen. Wenn Chi frei fließen kann, ist der Körper im Gleichgewicht und gesund. Ist Chi hingegen blockiert, stagniert oder entkräftet, kann dies in Krankheiten münden.

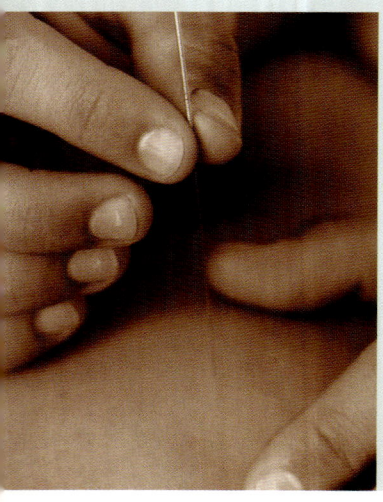

LINKS: Die Akupunktur kann die Freigabe von schmerzlindernden körpereigenen Botenstoffen unterstützen und die Motilität eines überaktiven Darms beruhigen.

AKUPUNKTUR, AKUPRESSUR, SHIATSU

In der Akupunktur werden Nadeln entlang der Meridiane gesetzt, um bestimmte Punkte zu stimulieren und damit die Harmonie und das Gleichgewicht des Chi wiederherzustellen. Bei Akupressur und Shiatsu sind es dieselben Punkte, die stimuliert werden sollen. Es wird allerdings anstelle von Nadeln der Druck der Fingerkuppen genutzt, und das Massieren entlang der Meridiane soll dabei behilflich sein, die Körperenergie wieder ins Lot zu bringen. Akupunktur wird bei der Behandlung einer ganzen Reihe von Magen-Darm-Erkrankungen einschließlich RDS eingesetzt, und Studien haben gezeigt, dass die Darm-Motilität sowie die Botenstoffe und Hormone im Magen-Darm-Trakt auf diese Weise günstig beeinflusst werden können. Weitere Erfolge sind beim Anheben der Schmerzschwelle zu verzeichnen. Eine zugegebenermaßen kleine Studie mit nur sieben Patienten ergab signifikante Verbesserungen im Gesundheitszustand und nachlassende Blähungsneigungen. Eine deutsche Studie, die Akupunktur mit psychotherapeutischer und medikamentöser Behandlung verglich, ergab, dass die Akupunktur einen 31-prozentigen Langzeiterfolg aufweisen konnte, wenn es um die verbesserte Kontrolle von Symptomen ging. Allerdings war die psychotherapeutische Behandlung erfolgreicher: Sie konnte eine Verbesserung bei 74 Prozent der Symptome vorweisen.

Nutzung ergänzender Behandlung

→ Denken Sie immer daran: Alternative Behandlungsformen sind nur als Ergänzung zur herkömmlichen Behandlung gedacht.

→ Bevor Sie einen Praktiker aufsuchen, sollten Sie so viel wie möglich über die Therapieform in Erfahrung bringen. Informieren Sie sich über Vor- und Nachteile, Risiken, was für Verbesserungen Sie erwarten dürfen und wie lange die Behandlung dauern kann.

→ Beachten Sie: Was anderen geholfen hat, muss nicht unbedingt und in jedem Fall auch für Sie eine Hilfe bedeuten!

→ Wählen Sie Ihren Therapeuten sorgfältig aus. Achten Sie darauf, dass er Mitglied einer entsprechenden professionellen Vereinigung ist. Seine Praxis sollte auf alle Fälle sauber und gut besucht sein.

→ Wenn Sie die Person dann nicht mögen, folgen Sie Ihrem Instinkt und suchen sich einen anderen Therapeut.

→ Geben Sie ohne Anweisung Ihres Arztes nicht die konventionelle Behandlung auf.

→ Gehen Sie sicher, dass Arzt und Therapeut über Präparate, die Sie einnehmen, informiert sind.

CHINESISCHE PFLANZENHEILKUNDE

Mischungen chinesischer Pflanzen und Kräuter in Tees und Dekokten nutzt die Pflanzenheilkunde Chinas, um Krankheiten vorzubeugen und sie zu behandeln. Es gibt einige Standardzusammensetzungen, im Allgemeinen liegt der chinesische Ansatz jedoch darin, Ihnen pflanzliche Mittel zu verschreiben, die Sie als Individuum berücksichtigen. Auch hier gibt es wieder zu wenige wissenschaftliche Versuchsreihen, um festzustellen, wie gut das funktioniert. Allerdings wurde in einer australischen Studie, in der chinesische Pflanzenpräparate und Placebos getestet wurden, festgestellt, dass die chinesischen Pflanzenpräparate signifikant effektiver waren.

ACHTUNG!

Pflanzen und Kräuter werden verschrieben, um all Ihre individuellen Symptome zu berücksichtigen. Einige chinesische Pflanzenheilmittel eignen sich deshalb nicht zur unbeaufsichtigten Einnahme. Es gibt Berichte darüber, dass die Einnahme einiger Pflanzen sich negativ auf die Leber auswirken können. Wenn Sie sich also entschieden haben, diese Art der Behandlung zu versuchen, ist es für Sie unerlässlich, einen registrierten TCM-Therapeuten zu finden. Zudem sind regelmäßige Blutuntersuchungen wichtig, um sicherzugehen, dass Ihr Knochenmark, die Nieren und die Leber nicht negativ von der Behandlung betroffen sind.

DAS KOMMT AUF SIE ZU

Eine genaue Diagnose ist die Grundlage für TCM, Akupunktur und Akupressur und chinesische Pflanzenheilkunde. Deshalb wird der Therapeut viel Zeit für die vier traditionellen Typen der Untersuchung aufwenden: Anschauen, zuhören und riechen, fragen und berühren. Der Therapeut wird Ihr Auftreten und Ihre Haltung beobachten und die Farbe Ihres Teints, Ihrer Augen und der Zunge (Zungendiagnostik) genau prüfen. Dies geschieht, um Zeichen für ein blockiertes Chi oder eine Disharmonie aufzuspüren. Er wird dann auf das Muster Ihrer Atmung und den Klang Ihrer Stimme hören. Auch Ihr Körpergeruch gibt Aufschluss über Ihren gesundheitlichen Zustand. So wird angenommen, dass etwa ein leicht verbrannter Geruch, der an frisch gebügelte Wäsche erinnert, anzeigt, dass ein Ungleichgewicht im „Feuer" – eines der fünf Elemente in der chinesischen Medizin – vorliegt. Der Therapeut wird Sie über persönliche Dinge befragen, zu Ihrer Lebensführung, Ihrem Gesamtzustand und Ihren Beziehungen. Er oder sie wird Sie nach Schmerzen fragen, die Sie erfahren haben und über Ihre Ess-, Schlaf- und Verdauungsgewohnheiten. Schließlich wird er Ihren Körper abtasten und Ihren Puls fühlen (Pulsdiagnostik). In der chinesischen Medizin gibt es – anders als bei der westlichen Medizin – nicht nur einen, sondern sechs Pulse, drei an jedem Handgelenk. Der Therapeut kann insgesamt 28 verschiedene Pulszustände ertasten, die Aufschluss über den Zustand Ihres Chi geben können.

Wenn dann eine Diagnose gestellt ist, wird der Therapeut pflanzliche Mittel und/oder Akupunktur bzw. Akupressur verschreiben. Dazu eine Reihe von Maßnahmen wie Übungen oder eine spezielle Nahrung, die geeignet scheint, die Harmonie in Ihrem Körper wiederherzustellen.

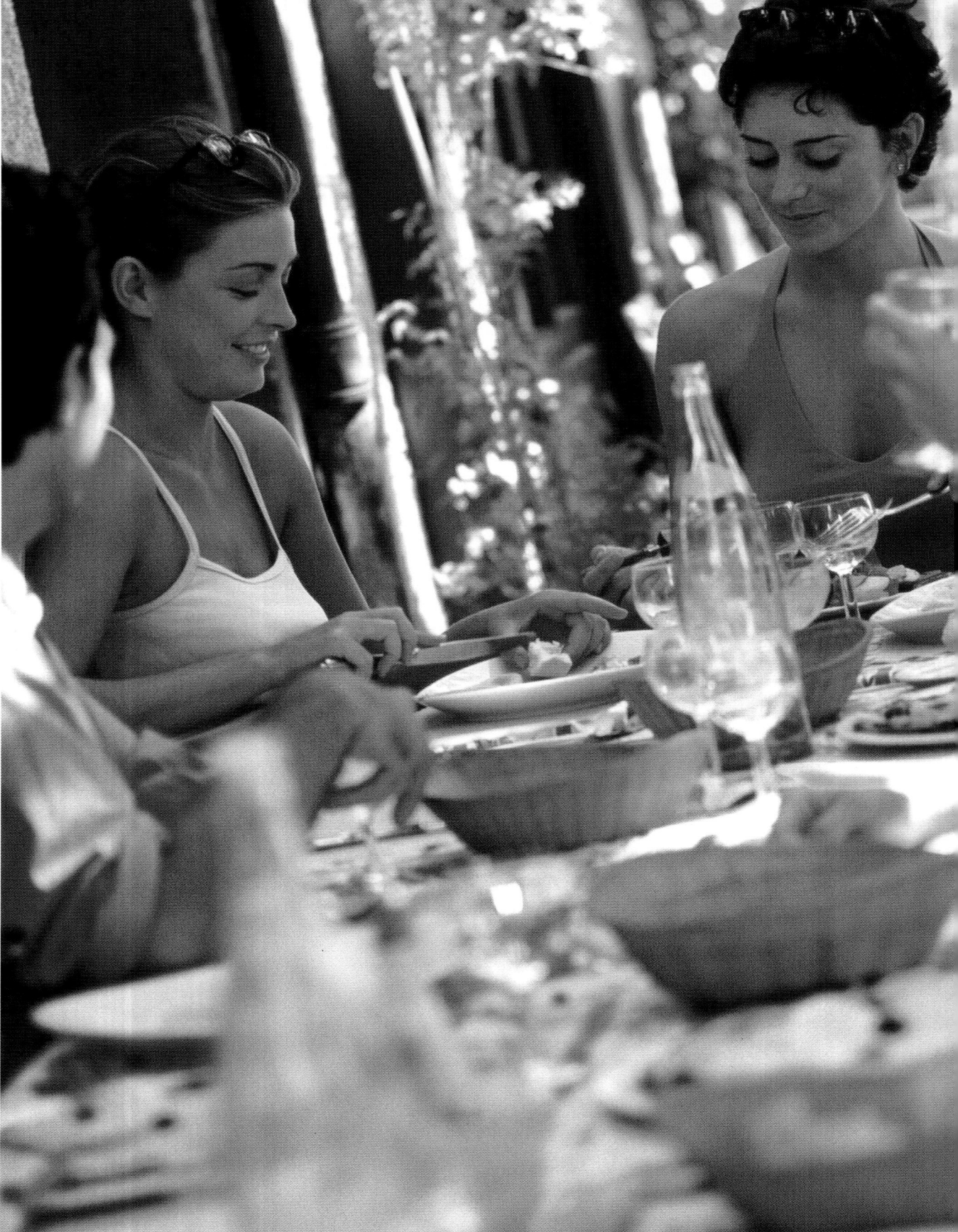

Wer ein Reizdarm-Syndrom hat, weiß im Allgemeinen bereits, dass seine Symptome durch das, was er isst und auch davon, wie er die Nahrung zu sich nimmt, beeinflusst werden. Eine falsch gewählte Mahlzeit kann Stunden mit Beschwerden und Blähungen nach sich ziehen, mit häufigen Toilettengängen oder auch Verstopfung. Wenn Sie sich also für eine gesunde und nahrhafte Kost entscheiden, wenn Sie auf Nahrungsmittel verzichten, die Ihre Symptome verschlimmern können, tun Sie schon eine Menge zur Verbesserung Ihrer Lebensqualität und zur Vorbeugung gegen das Aufflackern Ihrer Krankheit.

Im folgenden Kapitel erhalten Sie hilfreiche Informationen und Tipps zur Kontrolle Ihrer Ernährungsgewohnheiten. Sie erfahren genau, wie Essen und Trinken RDS beeinflussen können und lernen etwas über die verschiedenen Ursachen, aus denen bestimmte Nahrungsmittel und Getränke Auslöser von Symptomen wie Durchfall, Verstopfung, Blähungen, Schmerzen und Darmwinden sein können. Am wichtigsten sind jedoch die praktischen Ratschläge zur Änderung Ihres Speiseplans und Ihrer Essgewohnheiten, die Ihre Beschwerden abschwächen und die Häufigkeit von krankheitsbedingten Anfällen verringern werden.

Ernährung auf dem Prüfstand

Wie groß der Anteil der Ernährung am Auftreten Ihrer ganz speziellen Krankheitssymptome auch sein mag, eines ist sicher: Eine gesunde und nahrhafte Kost verhilft Ihnen allemal zu einem besseren allgemeinen Gesundheitszustand und verschafft Ihnen jene Energie, die Sie benötigen, um mit Ihrem Leiden richtig umzugehen. Sicherlich gibt es keine Ernährung, die sich für alle RDS-Kranken gleichermaßen eignet. Die Umstellung Ihrer Ernährung wird einer Entdeckungsreise ähneln, denn es bedarf schon einiger Experimente, um herauszufinden, was Sie essen können und wovon Sie die Finger lassen sollten.

Im Großen und Ganzen sollte Nahrung so frisch und so naturbelassen wie nur irgend möglich verzehrt werden – am besten also roh, wenn Sie es vertragen können, oder schonend gedämpft oder gegrillt. Zu verarbeiteten Nahrungsmitteln sollten Sie nur selten greifen, sie haben meist wenig Nährstoffe und können versteckte Zutaten enthalten, die Nahrungsmittelempfindlichkeiten auslösen.

Der einfachste Weg zu einer ausgewogenen Ernährung ist, bereits bei der Essensplanung an einen Teller mit verschieden großen Segmenten zu denken, die Portionen unterschiedlicher Arten von Nahrung enthalten, stärke- und proteinhaltige Produkte und Gemüse. Im Weiteren erfahren Sie, welche Mengen der unterschiedlichen Nahrungsmittelgruppen auf Ihrem Teller liegen sollten.

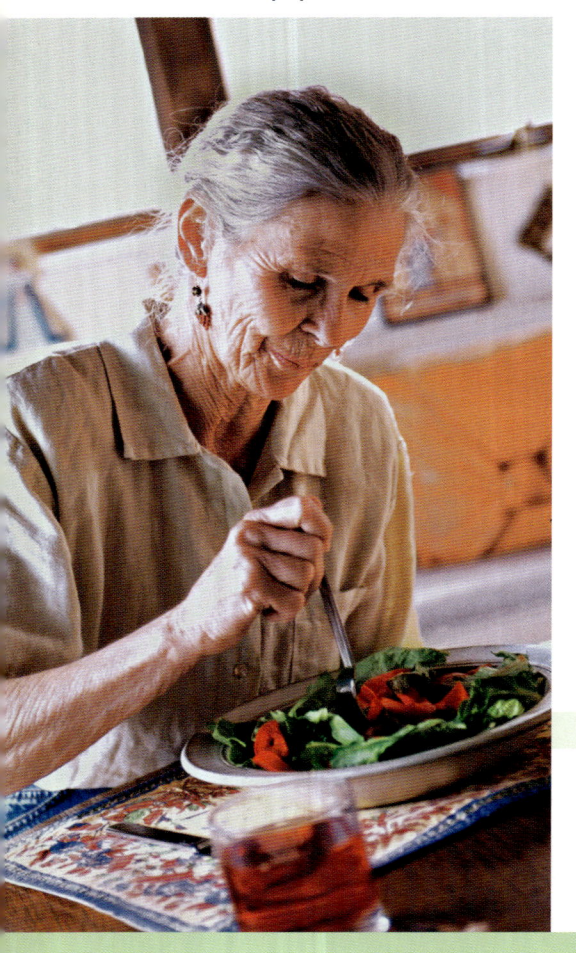

UNTEN: Viele RDS-Patienten haben erfahren, dass die Auswahl von Essen und Trinken Einfluss auf Linderung bzw. Verschlimmerung Ihrer Krankheitssymptome haben kann.

Stärkehaltige Nahrungsmittel

Die größte Portion auf Ihrem Teller sollte aus stärkehaltigen Nahrungsmitteln wie Kartoffeln, Vollkornprodukten, verschiedenen Brotsorten, Teigwaren, Reis, Gerste, Couscous, Hafer und Hirse bestehen. All dies ist fettarm, reich an Ballaststoffen und komplexen Kohlenhydraten, die langsam verdaut werden und deshalb den Energiehaushalt den ganzen Tag lang aufrecht erhalten.

DAS KÖNNEN SIE ÄNDERN

Höchstwahrscheinlich vertragen Sie viele stärkehaltige Nahrungsmittel recht gut. Einige RDS-Kranke reagieren empfindlich auf Gluten, ein Protein, dass in Weizen, Hafer, Gerste und Roggen vorkommt (siehe auch

Seite 74–75). Wenn das auch auf Sie zutrifft, dann vertragen Sie vielleicht besser Reis (Vollkornreisnudeln, Reiskuchen), Mais, Buchweizen, Hirse, Topioca oder Sago. Wenn Sie auf Gluten empfindlich reagieren, achten Sie auf versteckte Stärke in verarbeiteten Lebensmitteln.

Obst und Gemüse

Die nächstgrößte Portion auf Ihrem Teller besteht aus Obst und Gemüse, die wenig Fett liefern, dafür aber umso mehr Ballaststoffe, Vitamine und Mineralien. Obst und Gemüse enthalten darüber hinaus sekundäre Pflanzenstoffe (Phytamine), denen die Medizin eine wichtige Funktion bei der Prävention von Herzerkrankungen genauso wie bei Typ-2-Diabetes oder Krebs und degenerativen Altersleiden zuschreibt.

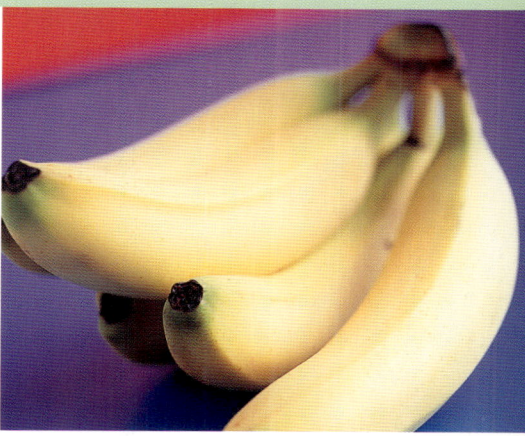

OBEN: Stärkehaltige Lebensmittel wie Bananen sollten wesentlicher Bestandteil Ihrer Ernährung sein, da sie den Energiespiegel gleichmäßig hoch halten.

DAS KÖNNEN SIE ÄNDERN

Es gibt Obst- und Gemüsesorten, die – besonders roh gegessen – Darmwinde und Durchfall auslösen können. Folgende Speisezutaten rufen besonders häufig Darmwinde hervor: Zwiebeln, Porree, Knoblauch, Schalotten, Rosenkohl, Kohl, Blumenkohl, Brokkoli, Erbsen und Bohnen, Artischocken und die in der indischen Küche gern benutzten Fenchel und Asant. Besonders bei einer Empfindlichkeit gegenüber Fruktose (Fruchtzucker) kann es sein, dass einige frische Früchte nur schwer verträglich sind; aber auch Trockenobst wie Aprikosen, Rosinen oder Feigen kann für einige Kranke aus demselben Grund problematisch sein.

In vielen Fällen wird Obst und Gemüse durch Kochen besser verdaulich, oder probieren Sie doch einmal Varianten aus der Dose. Es ist sicherlich richtig, dass beim Kochen Vitamin C – eines der wertvollsten Antioxidanzien – weitestgehend verloren geht (Antioxidanzien sind Substanzen, die so genannte freie Radikale zerstören – schädliche Moleküle, von denen vermutet wird, dass sie Krebs, Diabetes und Herzerkrankungen auslösen können). Andererseits werden einige Nährstoffe durch das Kochen besser vom Körper aufgenommen, etwa das Antioxidans-Vitamin Beta-Karotin, das in gelbem, rotem und orangefarbenem Obst und Gemüse steckt. Der Körper nimmt Beta-Karotin am besten auf, wenn etwa Möhren mit etwas Fett angedünstet werden!

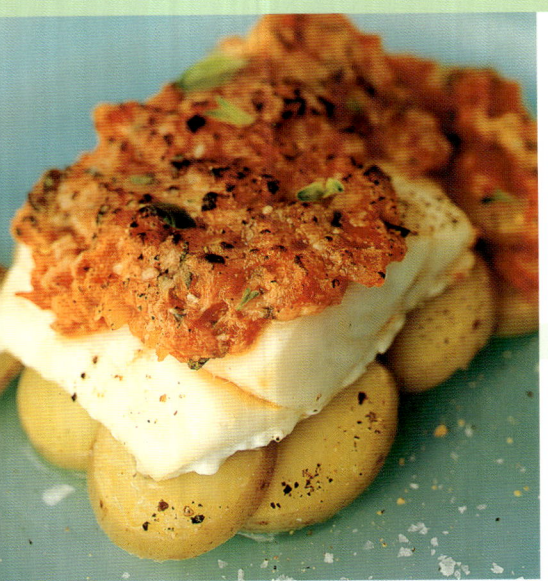

OBEN: Eine Mahlzeit, die Proteine, Kohlenhydrate und Gemüse in ausgewogener Balance enthält, ist für alle empfehlenswert, nicht nur für Menschen, die unter RDS leiden.

Proteinhaltige Nahrungsmittel

Die drittgrößte Portion auf Ihrem Teller ist proteinhaltiger Nahrung vorbehalten: Fleisch, Fisch, Geflügel oder auch pflanzenbasierte Proteinquellen wie Erbsen, Bohnen, Linsen, Nüsse oder Samen. All diese Nahrungsmittel enthalten neben Proteinen Vitamine, Eisen und Zink.

DAS KÖNNEN SIE ÄNDERN

Die harten, gesättigten tierischen Fette sind besonders schwer zu verdauen und können den Darm reizen. Bevorzugen Sie deshalb magere Fleischstücke und Geflügel ohne Haut. Grillen, dämpfen oder kurz anbraten ist besser als frittieren oder rösten! Einige RDS-Kranke haben festgestellt, dass rotes Fleisch Symptome auslösen kann. Wenn Sie also nicht gerade Vegetarier sind, sollten Sie den Hauptanteil der Proteine aus weißem Fleisch und Fisch beziehen.

Hülsenfrüchte sind ein hervorragender Proteinlieferant und enthalten wenig Fett. Es gibt jedoch eine ganze Zahl RDS-Kranker, die an sich festgestellt haben, dass sie Symptome wie Darmwinde und Blähungen verstärken. Sorgfalt bei der Zubereitung kann hier Abhilfe schaffen: Hülsenfrüchte sollten sechs bis acht Stunden oder über Nacht gewässert werden, Sojabohnen sogar ein bis zwei Tage. Vor dem Kochen das Wasser abgießen und nochmals gut abspülen.

Einige Hülsenfrüchte – besonders rote Kidneybohnen, Borlotti-Bohnen, Adzuki-Bohnen und schwarze Bohnen – enthalten ein Enzym, dass Magenverstimmungen hervorrufen kann, übrigens bei jedem, nicht nur bei Menschen mit einem Reizdarm. Bringen Sie diese zum Kochen. Abgießen und mit frischem Wasser wie gewohnt zubereiten.

Milch und Milchprodukte

Die nächstgrößte Portion auf Ihrem Teller sollte aus Milchprodukten bestehen, etwa Joghurt oder Käse! Sie können die Milch natürlich auch trinken. Damit sorgen Sie für Proteine, Kalzium und Vitamine.

DAS KÖNNEN SIE ÄNDERN

Milchprodukte sind besondere Übeltäter, wenn es darum geht, RDS-Symptome hervorzurufen. Joghurt wird im Allgemeinen ganz gut vertragen, weil die Laktose zerlegt ist und Joghurt mit lebenden Kulturen ist als Quelle des *Lactobacillus acidophilus* nützlich, einem Bakterientyp, der dabei hilft, einen gesunden Bakterienlevel im Darm zu gewährleisten.

Fette und süße Nahrungsmittel

Für diese Kategorie sollte auf Ihrem Teller der geringste Raum vorbehalten sein. Das schließt Kekse, Chips, Snacks, Eiscreme und Mayonnaise genauso ein, wie Fertigsaucen, Honig, Süßigkeiten, Schokolade oder gesüßte Getränke, die allesamt viele Kalorien aber nur wenige Nährstoffe aufweisen.

DAS KÖNNEN SIE ÄNDERN

Das beste ist, fette und süße Nahrungsmittel völlig zu meiden oder sie rigoros nur für den gelegentlichen Genuss einzuplanen. Das gilt für alle, die unter RDS leiden, genauso wie für alle anderen. Allen RDS-Betroffenen jedoch können Zucker und Fett gleich einen doppelten Schlag versetzen, weil beide die Symptome verschlimmern können. Zudem können in diesen Nahrungsmitteln Zutaten wie Weizen, Milch und Hefe sein, die für viele Betroffene eine Quelle der Unverträglichkeit sind.

Gute Fette, schlechte Fette

In Fleisch und tierischen Produkten wie Butter oder Käse stecken die gesättigten Fette. Sie sind – genauso wie die Transfette in verarbeiteten Nahrungsmitteln – besonders schwer verträglich und können Ärger im Darm verursachen. Eine große Gruppe RDS-Betroffener bekommt nach einem schweren, reichlichen Mal Durchfall.

Die besten Fette für Ihre Gesundheit – und damit auch für Ihren Darm – sind einfach ungesättigte Arten, wie sie in Oliven-, Avocado-, Sesam- und Walnussöl vorkommen. Diese Fette scheinen die Regulierung der Darmaktivitäten zu fördern und dem schnellen Transport durch die Därme – der zu Durchfall führt – entgegenzuwirken.

Sie sollten zudem versuchen, die Zufuhr an essenziellen Fettsäuren zu erhöhen, einer Gruppe von ungesättigten Fetten, die vor allem von Nüssen, Samen, Gemüsen und fettem Fisch geliefert werden. Die beiden Hauptgruppen heißen Omega-3- und Omega-6-Fettsäuren.

Die Ausgewogenheit zwischen den Omega-3- und Omega-6-Fettsäuren ist nach Ansicht von Ernährungswissenschaftlern wichtig. Sie empfehlen von den Omega-6-Fettsäuren die doppelte Menge wie von den Omega-3-Fettsäuren zu sich zu nehmen.

→ Verwenden Sie einen fertig gemischten kalt gepressten Öl-Mix (in Reformhäusern und Naturkostläden) für Gemüse und Salate.
→ Nehmen Sie ein Ergänzungsmittel, das essenzielle Fettsäuren enthält.
→ Streuen Sie Nüsse und Samen über Ihre Frühstückscerealien.

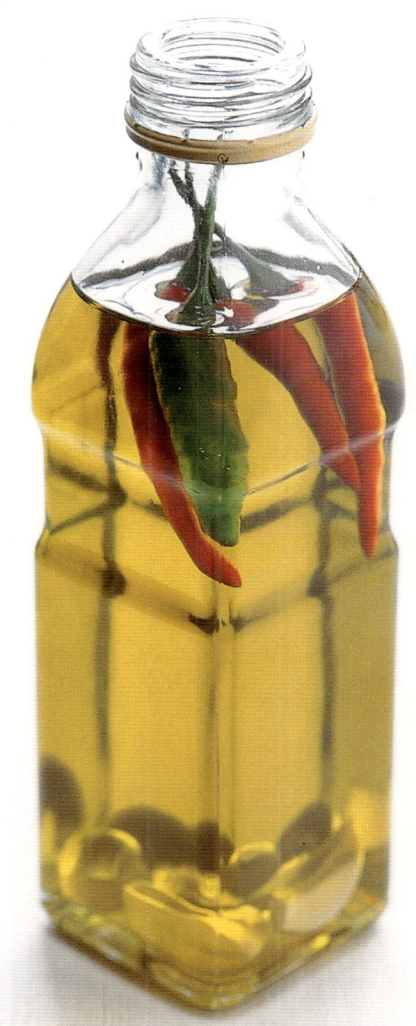

OBEN: RDS-Betroffene sollten gesättigte tierische Fette meiden und sie durch gesündere einfach gesättigten Fette – etwa Olivenöl – ersetzen.

Lieferanten essenzieller Fettsäuren

OMEGA-3	OMEGA-6
Lachs	Gemüse
Schwertfisch	Hanfsamen
Hering	Sonnenblumensamen
Makrele	Kürbissamen
Tunfisch	Sesamsamen
Hanfsamen	Abendschlüsselblumenöl
Flachssamen	Borretschöl
Kürbissamen	

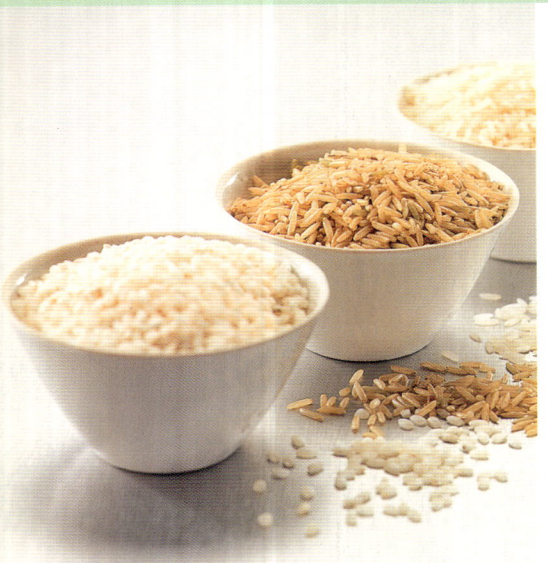

OBEN: Die Rolle, die den Ballaststoffen zukommt, ist kompliziert und umstritten.

Lieferanten von löslichen Ballaststoffen

Äpfel

Gerste

Brauner Reis

Zitrusfrüchte

Getrocknetes Obst, wie Korinthen, Feigen oder Rosinen

Hafer

Hülsenfrüchte

Reis

Sojabohnen

Squash (Kürbis)

Lieferanten von unlöslichen Ballaststoffen

Kleie

Frühstückscerealien mit Kleie

Flachssamen

Paprika

Kartoffeln

Erdbeeren

Vollkornweizenbrot und Nudeln

Der Part der Ballaststoffe

Ballaststoffe – der unverdauliche Teil von Pflanzen, Obst, Samen und Nüssen – spielen in einer gesunden Ernährung eine wichtige Rolle. Sie bewähren sich durch das Absorbieren von Wasser, wenn sie Ihr Verdauungssystem passieren, und produzieren einen weichen, massigen Stuhl, der ohne große Anstrengung den Körper verlässt. Ballaststoffmangel führt zu einem härteren, trocknen Stuhl, den die Darmwände nur durch kräftige Kontraktionen transportieren können. Das Ergebnis: Verstopfung.

Leider ist die verarbeitete, hochgradig verfeinerte Kost, die viele von uns heutzutage zu sich nehmen, extrem arm an Ballaststoffen. Und so kommen wissenschaftliche Untersuchungen auch zum Ergebnis, dass die meisten von uns von der empfohlenen täglichen Ballaststoffzufuhr weit entfernt sind. Ein Umstand, dem viele Gesundheitsexperten den Anstieg von Darmkrankheiten, anderen Leiden und einer ganzen Reihe von Verdauungsproblemen zuschreiben.

Die Rolle, die den Ballaststoffen beim Reizdarm-Syndrom zukommt, ist kompliziert und umstritten. Lange Zeit wurde RDS-Betroffenen eine Ernährung mit einem geringen Ballaststoffanteil empfohlen. Als es dann in den 1970er-Jahren neue Erkenntnisse über deren Nutzen gab, schwenkte man um und schlug einen hohen Ballaststoffanteil in der Nahrung vor. Erst in letzter Zeit hat die Medizin begonnen, sich der Frage zu widmen, ob bestimmte Arten von Ballaststoffen für die akute Verschlimmerung der Symptome einer Reihe von Betroffenen verantwortlich sein könnten. Die Folge war, dass man plötzlich wieder zur Empfehlung ballaststoffarmer Kost zurückkehrte.

LÖSLICHE UND UNLÖSLICHE BALLASTSTOFFE

Bei vielen von uns zaubert der Ausdruck „Ballaststoffe" das Bild einer Handvoll Kleie vor das geistige Auge. Tatsächlich ist Kleie gerade mal eine der möglichen Formen. Grundsätzlich sind Ballaststoffe der unverdauliche Teil von Pflanzen, Obst und Gemüse und der besteht nicht nur aus einer, sondern aus einer ganzen Familie unterschiedlicher Substanzen. Dazu gehören die Schale des Weizenkorns (gemahlen Weizenkleie) genauso wie die Schale eines Apfels. Doch Ballaststoffe sind es auch, die beim Porridge oder einem Eintopf, der Gerste enthält, für die klebrige Konsistenz verantwortlich sind und die bei Marmelade und Eingemachtem die feste, gallertartige Qualität sichern.

Die in der Hülle um Getreidekörner und der Schale verschiedener Gemüse- und Obstsorten vorkommenden Substanzen gehören zu den unlöslichen Ballaststoffen, weil sie sich nicht in Wasser auflösen. Die in Wasser löslichen Ballaststoffe stecken in Hafer, Gerste, Hülsenfrüchten und getrocknetem Obst.

Wegen ihrer Eigenschaft, den Stuhl massiger zu machen, können Ballast-stoffe den Colon hilfreich darin unterstützen, dem übermäßigen Kontrahieren vorzubeugen und Darmkrämpfe zu vermeiden und damit beides zu mindern: Verstopfung und Durchfall. Lösliche Ballaststoffe scheinen besser verträglich zu sein als die unlöslichen.

ESSEN SIE AUSREICHEND BALLASTSTOFFE

Eine Ernährung, die reich an Obst, Gemüse und Vollkorncerealien ist, garantiert auf optimale Weise die richtige Menge an Ballaststoffen. Gehen Sie die Sache langsam an und gönnen Sie Ihrem Verdauungssystem Zeit, sich mit Ihren neuen Ernährungsgewohnheiten vertraut zu machen. Sie werden sehen, wenn Ihr Körper sich erst einmal darauf eingestellt hat, werden auch die Symptome dahinschwinden.

Viele Menschen konnten schon nach wenigen Wochen einer ballast-stoffreichen Ernährung feststellen, dass der Stuhlgang regelmäßiger wurde und andere Symptome sich milderten. Sollte das bei Ihnen nicht der Fall sein, so wird Ihnen nichts anderes übrig bleiben, als Ihre Ernährungsgewohnheiten noch gründlicher zu überprüfen. Nur so können Sie feststellen, ob die Ballaststoffe die Übeltäter sind oder ob es sich um andere Aspekte Ihrer Ernährung handelt. Können Sie allerdings die Ballaststoffe verantwortlich machen, sollten Sie die Aufnahme solange reduzieren, bis Sie die Stufe gefunden haben, die Sie persönlich gut vertragen können. Sie können natürlich auch Ihren Arzt um Ballaststoff-Zusatzprodukte bitten. Die meisten von ihnen basieren auf Psylien, einem löslichen Ballaststoff-Typ.

Die Bedeutung von Wasser

Wenn Sie sich für eine ballaststoffreiche Ernährung entschieden haben, ist es unerlässlich, auch Ihren Wasserverbrauch zu erhöhen. Es wird von den Ballaststoffen absorbiert und dazu benötigt, den Transport durch den Darm zu verbessern. Besonders dann, wenn Durchfall das Hauptsymptom Ihres RDS-Leidens ist, fällt dem Wasser eine besondere Rolle zu: Es vermeidet die Austrocknung. Zwei bis zweieinhalb Liter pro Tag sollten Sie also schon trinken, und wenn Sie sich viel bewegen noch mehr. Das Wasser im Tee oder im Kaffee zählt übrigens nicht mit, weil Koffein harntreibend wirkt und dem Körper Flüssigkeit entzieht. Wenn Ihnen pures Wasser zu langweilig ist, verfeinern Sie es mit ein oder auch zwei Scheiben Orange oder Limone, etwas frisch geriebener Ingwerwurzel oder einem Minzezweig.

Rund um Ballaststoffe

Bis zu den 1970er-Jahren taten die meisten Ernährungswissenschaftler Ballaststoffe in der Ernährung als unwichtig ab. Doch dann tauchten Forschungsergebnisse auf, die zeigten, dass bei der afrikanischen Landbevölkerung mit einer ballast-stoffreichen Ernährung die Neigung zu westlichen Krankheiten wie Darmkrebs und anderen Krebsarten, Diverticulose, Gallensteinen, Hämorrhoiden und Verstopfung geringer war als bei Menschen, die sich von typischer westlich verarbeiteter Kost ernährten. Dasselbe galt für die Neigung zu Übergewicht. Der Verkauf von Weizenkleie stieg sprunghaft an und man fügte nahezu allen Produkten Kleie zu. Wissenschaftler und Ärzte gehen mehr und mehr zu einem sophistischen Verständnis der Arten von Ballaststoffen über, die besonders nützlich sind. Der Trend liegt heute darin, Ballaststoffe in natürlicher Form zu sich zu nehmen – in Form von Obst, Gemüse, Nüssen, Samen und Getreide.

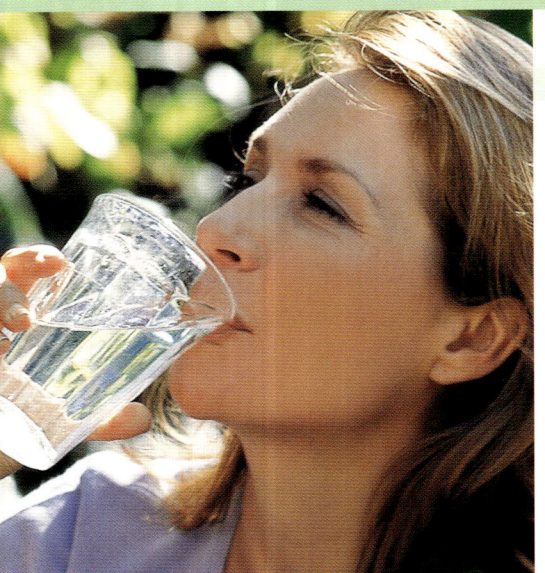

OBEN: Sie sollten sich daran halten, etwa zweieinhalb Liter Wasser am Tag zu trinken. Das fördert die Verdauung und schützt vor Austrocknung.

Koffein – es steckt in Tee, Kaffee, heißer Schokolade, Cola, diversen Softdrinks, alkoholischen Mischgetränken und einigen Medikamenten – kann die Bewegungsfähigkeit des Darms beeinflussen. Seine stimulierende Fähigkeit kann zu Beklemmungen und Nervosität (Faktoren, die das Reizdarm-Syndrom verschlimmern) führen und Durchfall, Winde und Magenknurren hervorrufen. Auch Symptome wie Spannungskopfschmerz, Migräne und die Reizblase werden mit Koffein in Verbindung gebracht – wie wir bereits gesehen haben, sind das Leiden, die bei RDS-Betroffenen ohnehin häufiger vorkommen als bei gesunden Menschen.

Sie sollten zudem daran denken, dass heiße Getränke peristaltische Wellen hervorrufen können. Wenn Sie das bei sich beobachten, werden Sie wahrscheinlich nicht sehr viel Wert auf Heißes legen. Viele Fachleute sind übrigens ohnehin der Meinung, Getränke sollten am besten Körpertemperatur haben.

Ein hoher Alkoholkonsum kann Ihnen Nährstoffe entziehen und den Stoffwechsel der essenziellen Fettsäuren im Körper lahm legen. Gashaltige Alkoholika, etwa Bier, sind besondere Übeltäter, wenn es um Blähungen und Darmwinde geht, zum einen wegen der enthaltenen Gase selbst und zum anderen wegen der Zusatzstoffe, die ihre Haltbarkeit gewährleisten sollen. Wein und bestimmte Spirituosen können Durchfallerkrankungen verschlimmern, besonders dann, wenn Sie empfindlich auf Hefe und Getreide reagieren. Frauen sollten sich höchstens ein bis zwei Einheiten am Tag gönnen, Männer drei oder vier! Eine Einheit entspricht 0,2 Liter Bier oder 0,1 Liter Wein oder 2 cl anderer Spirituosen.

Ernährungsgewohnheiten

Gerade weil Stress so einen wichtigen Einfluss auf das Reizdarm-Syndrom hat, ist es genauso wichtig, wie Sie essen, wie es von Bedeutung ist, was Sie zu sich nehmen. Unregelmäßige und in aller Eile heruntergeschlungene Mahlzeiten, womöglich noch im Stehen oder so nebenher, können Darmwinde, Blähungen und Unterleibsschmerzen verschlimmern. Eiliges Essen kann zu einer Verlangsamung der Absonderung von verdauungsfördernden Enzymen führen. Große, „gehaltvolle" Portionen können Ihren Darm so „überladen", dass es zu Bauchschmerzen und Durchfall führen kann. Wenn Sie in Eile essen und dabei noch eine Unterhaltung führen, müssen Sie mit Schmerzen oder Verstopfung rechnen.

Es ist deshalb von großer Bedeutung, beim Essen zu relaxen und sich die Zeit zu nehmen, die Nahrung zu genießen. Viele RDS-Leidenden sind zur Erkenntnis gekommen, dass kleine und häufigere Imbisse über den Tag verteilt ihrem Verdauungsapparat besser bekommen als drei schwere Mahlzeiten. Versuchen Sie es doch einmal mit drei kleineren Mahlzeiten am Tag und dazu zwei bis drei leichten, nahrhaften Snacks zwischendurch. Vermeiden Sie es, Speisen herunterzuschlingen, konzentrieren Sie sich während der Mahlzeit lieber völlig darauf, langsam und gründlich zu kauen.

Lebensmittelempfindlichkeit

In der Medizin herrschen kontroverse Meinungen vor, wenn es um die Rolle von Nahrungsmittelempfindlichkeit beim Reizdarm-Syndrom geht. Man könnte sagen, die Angelegenheit ist höchst verwirrend. Eine ganze Reihe von Untersuchungen haben versucht, eine Beziehung zwischen der Ernährung und RDS herzustellen. Während viele davon ausgegangen sind, Nahrungsmittel würden ein Problem darstellen, konnte keine endgültig den Beweis erbringen, dass Lebensmittelallergien oder -unverträglichkeiten eindeutige RDS-Faktoren sind. Praktisch jeder RDS-Betroffene kann wenigstens auf ein oder zwei Nahrungsmittel verweisen, die für ihn unverträglich sind. Die genauen Zusammenhänge hierfür bedürfen jedoch noch eingehender Untersuchungen und Debatten.

Nahrungsmittelallergie oder -überempfindlichkeit?

Bevor wir betrachten, ob Nahrungsmittel für Sie ein Risiko darstellen können, ist es wichtig, eine Unterscheidung zwischen den Begriffen Lebensmittelallergie und Lebensmittelüberempfindlichkeit zu treffen.

LEBENSMITTELALLERGIE

Im strengen Sinne des Begriffs ist eine Lebensmittelallergie ziemlich selten. Sie schließt das Immunsystem, die körpereigenen Abwehrmechanismen mit ein. Wenn der Körper sich einem bestimmten Nahrungsmittel gegenüber als ungeschützt betrachtet, reagiert er falsch und produziert gegen den vermeintlichen Angreifer Antikörper, um ihn auszuschalten; etwa so, wie bei einem heftigen Angriff von Viren oder Bakterien. Herkömmliche Nahrungsmittel, die eine Allergie hervorrufen können, bezeichnet man als Allergene. Das können sein: Milch, Weizen, Meeresfrüchte, Eier, Soja, Erdnüsse, Walnüsse, Pekannüsse und Zitrusfrüchte.

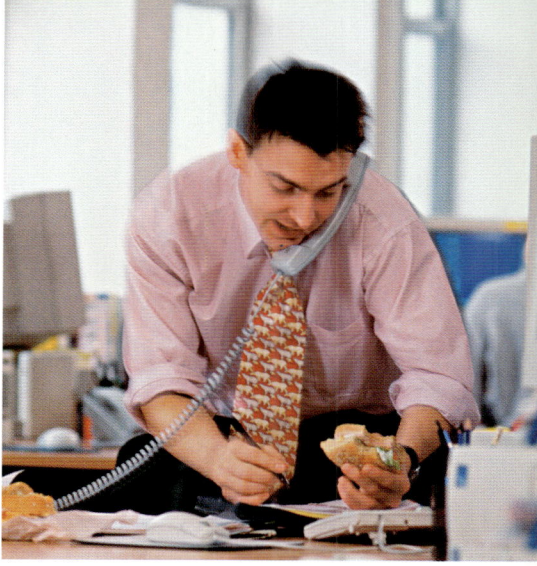

OBEN: Die Art und Weise, wie Sie essen, ist genauso wichtig, wie das, was Sie essen. Der Griff nach dem Sandwich – während Sie arbeiten – kann Ihren Zustand verschlechtern.

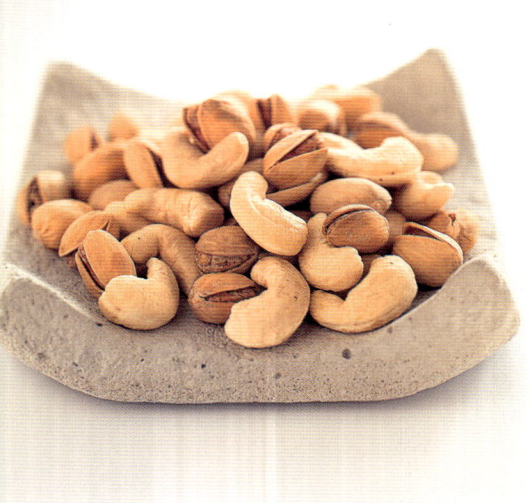

OBEN: Lebensmittelallergien oder eine Überempfindlichkeit gegenüber Nahrungsmitteln wie Nüssen könnten bei einigen Menschen ein RDS-Faktor sein.

Es wird allgemein vermutet, dass Menschen, die aus diese Weise auf Nahrungsmittel reagieren, einen durchlässigen (undichten) Darm haben, der es Molekühlen halb verdauter Nahrung erlaubt, in die Blutbahnen zu gelangen.

Es gibt eine ganze Reihe von Tests auf Lebensmittelallergien, etwa den Prick-Test, bei dem ein Tropfen des verdächtigten Allergens in die Haut geritzt wird, um zu sehen, ob eine Reaktion stattfindet und verschiedene Bluttests, die den Level der Antikörper im Blut nachweisen sollen. Leider gilt keiner der Tests bislang als narrensicher.

LEBENSMITTELÜBEREMPFINDLICHKEIT

Der andere Typ empfindlicher Reaktionen auf Nahrungsmittel ist die Lebensmittelüberempfindlichkeit, auch bekannt als maskierte Lebensmittelallergie oder Spät-Typ. Hier treten die Symptome erst einige Zeit nach der Aufnahme des krank machenden Nahrungsmittels auf.

→ Auslöser sind im allgemeinen herkömmliche Nahrungsmittel, die Sie häufig und in relativ großen Mengen essen.

→ Ein Nahrungsmittel, dass Sie an einem Tag ohne Folgen essen können, kann Sie bei anderer Gelegenheit „umwerfen". Manchmal ruft ein Nahrungsmittel Reaktionen hervor, das Sie jahrelang ohne Probleme zu sich nehmen konnten.

→ Häufig kommt es zu einer ganzen Kette von Symptomen anstatt zu einer einzigen Reaktion. Von Juckreiz, Kopfschmerz, Erschöpfung, Wasseransammlungen, Muskel- und Gelenkschmerzen bis zu Rötungen, Schweißausbrüchen, Durchfall, Verstopfung, Winden und Magenverstimmung kann alles dabei sein.

Entdecken Sie Ihre Lebensmittelempfindlichkeiten

Wenn Sie ein Tagebuch über Ihre Erfahrungen mit dem Essen (siehe auch Seite 74) führen, können Sie die Muster Ihrer Symptome und die Lebensmittel, die diese auslösen, sehr gut miteinander in Verbindung bringen. Der sicherste Weg festzustellen, ob bei Ihnen Lebensmittelüberempfindlichkeiten vorliegen, ist allerdings eine so genannte Ausschlussernährung. Sie verzichten systematisch auf alle Lebensmittel, die Ihnen Probleme bereiten könnten und führen diese dann einzeln wieder Ihrem Speiseplan zu, um festzustellen, welches der Übeltäter ist.

Die Ausschlussernährung

So eine Ausschlussernährung ist einigermaßen stressig und zeitraubend. Um festzustellen, welches Lebensmittel Sie peinigt, muss es für bis zu drei Wochen vom Speiseplan verschwinden. Und Sie müssen sehr strikt vorgehen, denn mit nur halbherzigem Verzicht erreichen Sie, dass die Ergebnisse unmöglich zu interpretieren sind. Hinzu kommt im Allgemeinen, dass eine Reihe von Lebensmitteln an Ihrem Zustand schuld sein können. Dann dauert es eine ganze Weile, diese alle zu checken.

Auch wenn Sie das allein schaffen könnten, ist es in diesem Fall besser, das Ganze unter Aufsicht eines Arztes zu absolvieren, der Ihnen bei der Interpretation der Resultate helfen kann.

PUNKTE, DIE SIE BEACHTEN SOLLTEN

→ **Seien Sie vorbereitet:** Verbannen Sie „verbotene" Nahrungsmittel aus dem Kühlschrank, wenn Sie nicht in Versuchung geraten wollen.

→ **Starten Sie zum richtigen Zeitpunkt:** Sie sollten nicht gerade Weihnachten oder einen anderen Festtag für den Beginn Ihrer Diät wählen. Dasselbe gilt für Geburtstage oder Urlaub. Solche Ereignisse sind schon für sich stressig genug. Viele Menschen wählen ein Wochenende oder ein paar freie Tage für den Start.

→ **Üben Sie sich in Geduld:** Es kann nur ein paar Tage aber auch zwei bis drei Wochen dauern, bevor Sie eine Veränderung spüren und Anfangssymptome sich tatsächlich verschlechtern, zumal wenn Sie das erste Mal ein Lebensmittel ausschließen.

→ **Wählen Sie Ihre Vorgehensweise klug:** Bevor Sie mit dem Ausschließen von Lebensmitteln beginnen, sollten Sie sicherstellen, dass Sie alle benötigten Nährstoffe zu sich nehmen. Das können Sie auch mit Nahrungsergänzungen bewirken.

→ **Übertreiben Sie die Dauer nicht:** Sie wissen, eine Ausschlussdiät soll Ihnen dabei helfen, eine Lebensmittelüberempfindlichkeit aufzuspüren, sie soll nicht endlos fortgeführt werden. Sie könnten sonst ernsthafte Nährstoffmängel bekommen.

→ **Checken Sie die Symptome:** Wenn Sie drei Wochen lang auf die verdächtigten Lebensmittel verzichtet haben, setzen Sie eine normalgroße Portion vorerst eines der „verbotenen" Nahrungsmittel auf Ihren Speiseplan. Notieren Sie die auftretenden Symptome in Ihr Tagebuch. Sie dürfen der ungünstigen Reaktion, die Sie ja erwarten, etwa 36 Stunden bis zum Auftreten Zeit lassen. Wenn tatsächlich eine Reaktion stattfindet, setzen Sie das betreffende Nahrungsmittel wieder ab und warten auf das Abklingen der Symptome, bevor Sie den Versuch mit einem anderen Nahrungsmittel starten.

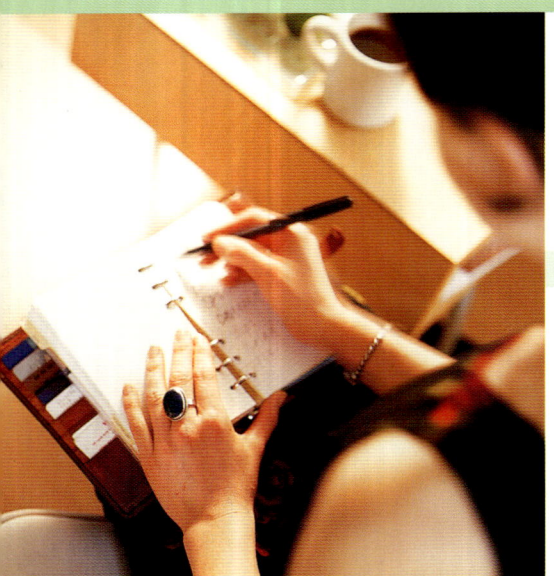

Ernährungs-Tagebuch

Ein Ernährungs-Tagebuch sieht dem Beschwerde-Tagebuch sehr ähnlich (beschrieben in Kapitel 2, Seiten 26–27).

→ **Nehmen Sie ein Notizbuch oder Heft mit weichem Einband, das klein genug ist, um es bei sich zu tragen.**

→ **Nehmen Sie alles, was Sie essen und trinken, möglichst gleich ins Tagebuch auf. Später am Tag haben Sie es schon wieder vergessen.**

→ **Notieren Sie das, was Sie zu sich nehmen so detailliert wie möglich – einschließlich der Zubereitungsart und etwaiger Dressings und Würzen – und natürlich auch die Menge.**

→ **Schreiben Sie die Umstände auf, unter denen Sie die Nahrung zu sich genommen haben, etwa mit wem Sie gegessen, was Sie dabei noch so taten und wie Sie sich beim Essen gefühlt haben.**

→ **Eine Frau sollte den Zeitpunkt ihres Monatszyklus notieren.**

→ **Schreiben Sie sich RDS-Symptome auf: Darmentleerungen, die Konsistenz Ihres Stuhls, ob Schleim vorhanden ist, Magendruck oder Schmerzen und Blähungen.**

Symptomauslösende Nahrungsmittel und Getränke

MILCHPRODUKTE

Milch, Käse, Eiscreme und Schokolade sind die üblichen Missetäter. In einigen Fällen kann dies an einer Unfähigkeit liegen, Laktose oder Milchzucker zu verarbeiten. Schuld daran kann ein vorliegender Mangel am Verdauungsenzym Laktase sein. Verarbeitete Nahrungsmittel, die Kuhmilch enthalten können, sind Brot, Kekse, Malzgetränke, Pudding, Eiscreme, Suppen und Saucen. Viele homöopathische Mittel in Form von Pillen enthalten Milchzucker. Wenn Laktose für Sie ein Problem bedeuten sollte, kann Ihr Homöopath Ihnen sicherlich Mittel in anderer Form verschreiben, etwa als Tinktur. Checken Sie die Etiketten von verarbeiteten Nahrungsmitteln auf Magermilchpulver, nicht fetthaltige feste Milchbestandteile, Kaseine und Molke.

EIER

Obwohl Eier weithin im Ruf stehen, „bindend" zu sein, ist das ein Mythos. Wenn Sie empfindlich auf Eier reagieren, ist meist Durchfall die Folge. Sie können auf beides einzeln empfindlich reagieren, das Eiweiß und das Eigelb oder sogar auf beides gemeinsam. Achten Sie bei verarbeiteten Nahrungsmitteln auf „verstecktes Ei". Lesen Sie unbedingt, was auf den Etiketten steht.

ZUCKER UND KÜNSTLICHE SÜSSSTOFFE

Zucker scheint bei RDS nicht unbedingt eine Hauptrolle zu spielen. Viele Diätspeisen und -getränke aber auch Pillen und andere Medikamente enthalten den künstlichen Süßstoff Sorbitol, der Durchfall verursachen kann. Die Etiketten oder Beipackzettel verraten es.

WEIZEN, HAFER, GERSTE UND ROGGEN

Die Getreidearten enthalten Gluten. Wenn Sie auf Weizen empfindlich reagieren, kann es sein, dass Sie die anderen Getreidesorten besser vertragen. Modifizierte Stärke, Weizen, Weizenstärke, essbare Stärke, Getreidezusatzstoffe, -bindemittel und -proteine: Sie alle können Weizen enthalten und sollten gemieden werden. Mais (oder Süßmais) wird häufig von RDS-Betroffenen besser vertragen, weil er kein Gluten enthält. Viele Nahrungsmittel enthalten versteckten Mais in Form von essbarer Stärke oder Maissirup. Andere Lebensmittel können auf Maisbasis bestehen: Maisöl, und Getreideöle, Margarinesorten, Backpulver, Kuchen, Kekse, Saucen, Puddings.

HEFE

In vielen Lebensmitteln und den meisten alkoholischen Getränken (Ausnahmen sind Gin, Wodka oder andere Schnapssorten, die gefiltert und nicht fermentiert sind, ist Hefe enthalten. Offensichtlich ist die Haupt-Hefequelle Brot, da Hefe benutzt wird, um es aufgehen zu lassen. Matzos, Chapattis, Puris, Parathas und die ganze Palette mediterraner und mittelöstlicher Fladenbrote werden vielleicht besser vertragen, vorausgesetzt, Sie reagieren nicht empfindlich auf Getreide.

Gehen Sie auch mit panierten Nahrungsmittel kritisch um: Fischprodukte wie Fischstäbchen, Hühnermedaillons oder Kartoffelkroketten. Andere Lebensmittel könnten Probleme machen, weil in ihnen Hefeextrakt steckt, oder bestimmte Vitaminzusätze (besonders jene, die Vitamin B enthalten), wie etwa in Chips, feinen Snacks, Fertigsuppen, Brühwürfel oder Fertigsaucen.

Essen Sie ausgewogen

Sobald Sie dahinter gekommen sind, welche Nahrungsmittel Sie persönlich nicht so gut vertragen, sollten Sie die Konsequenz ziehen und diese zeitweilig oder ganz von Ihrem Speiseplan verbannen. Es gibt bei RDS-Betroffenen beides: das Bedürfnis, bestimmte Lebensmittel zu reduzieren und damit einen Erfolg zu erzielen oder eine Entlastung durch einen rigorosen Verzicht auf diese zu erreichen.

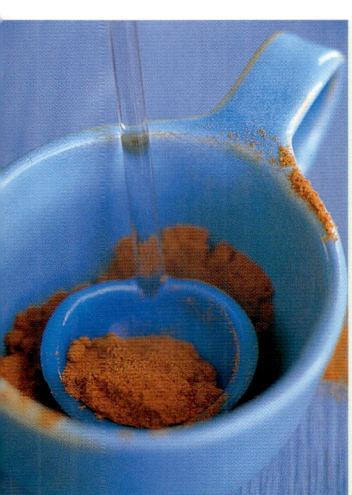

Gewürze und Kräuter

Viele RDS-Betroffene haben erfahren, dass fremdländische Küchen oder einfach Gerichte, die vermehrt Gewürze und Kräuter benutzen, Symptome auslösen können. Dies betrifft etwa die indische, mexikanische, Thai- oder auch afro-karibische Küche. Mit etwas Experimentierfreude und sorgfältiger Auswahl werden Sie bestimmt einige Gerichte finden, die Sie gut vertragen können. Kräuter wie etwa Fenchel, Sonnenblume und Mohn können Darmwinde hervorrufen, während der Genuss von Asant (umgangssprachlich: Teufelsdreck), ein gemahlenes Kraut, dass besonders viele Freunde in der indischen Küche hat, sogar einen höchst übel riechenden Darmwind nach sich zieht.

Für eine rundum gute Gesundheit ist die beste Ernährung eine ausgewogene Kost. Wenn Sie also auf ein Nahrungsmittel verzichten, so ist es wichtig für Sie, eine gleichwertige Alternative zu finden; ansonsten könnte es zu einem Mangel an essenziellen Nährstoffen kommen. Wenn Ihnen die Vielzahl der Lebensmittel, auf die Sie empfindlich reagieren, abschreckt oder Sie es zu mühsam finden, Ihren Speiseplan selbst zu ändern, scheuen Sie sich nicht, den Rat eines Arztes, Diätassistenten oder Ernährungsberaters in Anspruch zu nehmen, die Ihnen bei der Planung einer gesunden Ernährung bestimmt zur Seite stehen werden.

Sechs Monate oder besser ein Jahr nach dem Absetzen wollen Sie vielleicht erneut versuchen, das eine oder andere „verbotene" Nahrungsmittel zu probieren. Tun Sie das vorsichtig und in geringen Mengen.

Die Candida-Connection

In der Literatur über das Reizdarm-Syndrom findet man hin und wieder den Hinweis, dass die Candidiasis – hervorgerufen durch einen Überschuss an *Candida albicans*, einem Hefepilz, der natürlicherweise im Darm angesiedelt ist – dieses Leiden hervorrufen kann. Faktoren, die Candidiasis auslösen können sind ein geschwächtes Immunsystem, Langzeit- oder wiederholte Gaben von Antibiotika, Diabetes, die Anti-Baby-Pille und Mangelernährung

Wie auch RDS, so kann die Candidiasis wahrscheinlich ein ganzes Spektrum anderer Symptome hervorrufen, etwa Mundfäule oder vaginale Pilzerkrankungen, Erschöpfung, Reizbarkeit, Kopfschmerz, Gelenk- und Muskelschmerz, Ausschlag, Pilzinfektionen (wie etwa den „Sportlerfuß"), Heißhunger, Vaginal- und Analjucken und wiederholte Blasenentzündungen. Die Symptome können sich beim Verzehr von Lebensmitteln und Medikamenten mit Hefe- oder Zuckeranteil oder an warmen, feuchten Plätzen verschlimmern. Behandelt wird die Candidiasis mit Medikamenten gegen Pilzerkrankungen und einer speziellen Diät, die raffinierte Kohlenhydrate und hefehaltige Nahrungsmittel und -getränke ausschließt und Nahrungsmittel mit pilztötenden Inhaltsstoffen bevorzugt, wie Knoblauch, Olivenöl und frisches grünes Blattgemüse.

Die Expertenmeinungen über Candidiasis sind noch extrem strittig. Wenn Sie meinen, betroffen zu sein, besonders aber, wenn Durchfall und Verstopfung Ihre Haupt-RDS-Symptome sind, sollten Sie sich vielleicht von Ihrem Arzt eine Anti-Pilz-Behandlung verschreiben lassen und eine spezielle Diät (wie oben beschrieben) einhalten.

Der Umgang mit spezifischen Symptomen

Die Tabelle fasst die Ernährungsempfehlungen aus diesem Kapitel für die spezifischen RDS-Symptome nochmals zusammen.

DURCHFALL

- Checken Sie Ihre Lebensmittelempfindlichkeiten: Milch, Weizen und Alkohol könnten in Frage kommen.
- Schränken Sie Ihren Kaffeeverbrauch und den Genuss koffeinhaltiger Getränke ein oder verzichten Sie ganz.
- Streuen Sie keine Kleie auf ihre Nahrung – die löslichen Ballaststoffe in Obst und Gemüse sind im Allgemeinen besser verträglich.
- Schränken Sie den Genuss von scharfen, pikanten Nahrungsmitteln ein.
- Meiden Sie fette Lebensmittel.
- Meiden Sie Hülsenfrüchte und Bohnen, wenn Sie Ihnen Probleme bereiten – checken Sie Ihr Kochen daraufhin ab, ob hier Probleme liegen könnten.
- Benutzen Sie viel Olivenöl.
- Essen Sie wenig und häufig.
- Trinken Sie sehr viel Wasser (mindestens zweieinhalb Liter am Tag).
- Vermeiden Sie Sorbitol, ein künstlicher Süßstoff, der in vielen Diätnahrungsmitteln, Diätdrinks und in Kaugummi enthalten ist.
- Seien Sie vorsichtig bei Trockenfrüchten wie Aprikosen oder Feigen.

VERSTOPFUNG

- Checken Sie Ihre Lebensmittel.empfindlichkeiten: Weizen und andere Getreidesorten könnten besonders in Frage kommen, weniger häufig sind die Übeltäter Milch und Milchprodukte.
- Erhöhen Sie Ihre Ballaststoffaufnahme. Wählen Sie eine Ernährung mit vielen Vollkornprodukten, stärkehaltigen Nahrungsmitteln, frischem Obst und Gemüse.
- Auch wenn Sie vielleicht glauben, Sie müssten Ihrer Nahrung Kleie hinzufügen, Ballaststoffe im natürlichen Zustand, also in Obst und Gemüse, sind wesentlich wertvoller.
- Verzichten Sie auf Tee. Kräutertees und Wasser sind ein guter Ersatz.
- Nehmen Sie viel Flüssigkeit zu sich, wenigstens zweieinhalb Liter Wasser am Tag.
- Essen Sie wenig und häufig. Vermeiden Sie opulente Mahlzeiten.

DARMWINDE UND BLÄHUNGEN

- Checken Sie Ihre Lebensmittel.empfindlichkeiten: Milch, Weizen, andere Getreidesorten und Hefe.
- Getrocknete Aprikosen, Rosinen oder Feigen könnten Probleme bereiten.
- Genießen Sie das Essen: Essen Sie langsam und kauen Sie alles sorgfältig.
- Meiden Sie kohlensäurehaltige Getränke, auch Softdrinks und Bier.
- Wenn Sie auf Hefe empfindlich reagieren, könnte Wein ein Problem sein.
- Wässern und kochen Sie Hülsenfrüchte sorgfältig.
- Bier, Weißwein und Fruchtsäfte können bei manchen Menschen übel riechende Gase hervorrufen. Wenn das bei Ihnen auch so ist, meiden Sie diese Getränke.
- Seien Sie vorsichtig mit Gemüse aus der Kohlfamilie, wie Brokkoli.
- Meiden Sie Knoblauch, Zwiebeln, Lauch.
- Vermeiden Sie Sorbitol, einen künstlichen Süßstoff, der in vielen Diätnahrungsmitteln, Diätdrinks und Kaugummi enthalten ist.
- Vermeiden Sie Kräuter und Gewürze wie Fenchel, Sonnenblume, Mohn.

Beispiel-Menüs für RDS-Betroffene

MENÜ 1 (WENN DURCHFALL VORHERRSCHT)

Frühstück	Reiscerealien mit Sojamilch und Blaubeeren
	Tee (ein nahrhafter, koffeinfreier Tee aus Südafrika, der wenig Tannin enthält) mit Sojamilch, wenn Kuhmilch nicht vertragen wird
	Orangensaft
Snack	Hirse- und Preiselbeerpfannkuchen
	Wasser
Mittagessen	Hummus mit Fladenbrot, gegrillter Spargelsalat (siehe Seite 110)
	Eine Banane, Nüsse oder anderes Obst, das Sie vertragen können
Snack	Reiskekse
	Pfefferminztee
Abendessen	Seebarsch mit Fenchel (siehe Seite 96)
	Meloneneis (siehe Seite 122)
	Kamillentee

MENÜ 2 (WENN VERSTOPFUNG VORHERRSCHT)

Frühstück	„Mächtiges" Müsli (siehe Seite 99)
	Orangensaft
	Kräutertee oder Kaffeeersatz
Snack	eine Scheibe Vollkornbrot mit gemuster Banane
	Pfefferminztee
Mittagessen	Gegrilltes Hähnchen, Buttersquash und Salat von Wildspinat (Seite 111)
Snack	ein Stück Obst
	Pfefferminztee
Abendessen	Peperonata mit Vollkornnudeln und grünem Salat (siehe Seite 114)
	Gefüllte Feigen (siehe Seite 99)
	Kamillentee

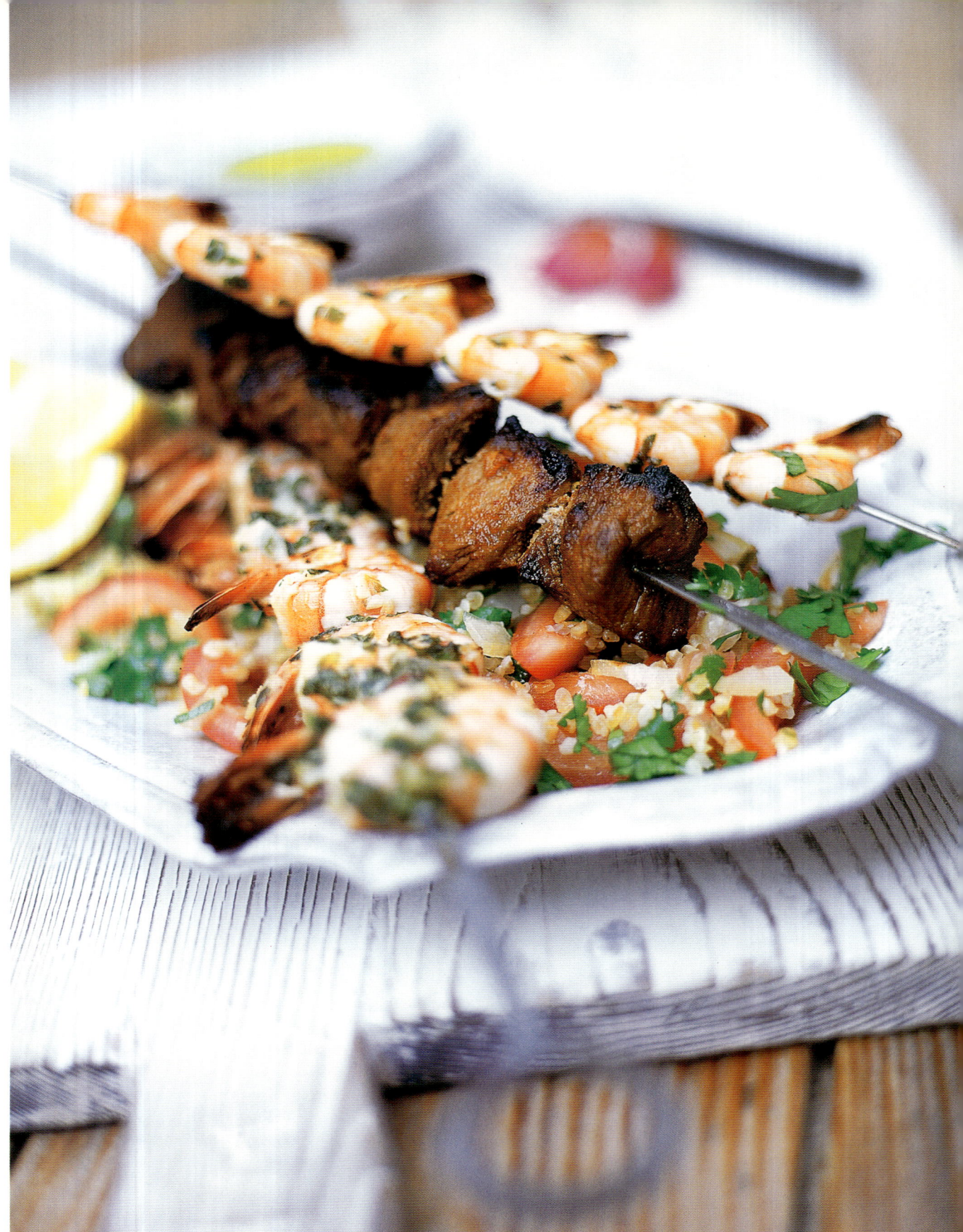

Im diesem Kapitel werden Sie sehen, wie einfach es ist, köstliche, nährstoffreiche Mahlzeiten zuzubereiten, die auf frischen Zutaten basieren – auch wenn Sie auf einige Lebensmittel verzichten müssen. Schwierig könnte es werden, interessante und gesunde Rezepte zu finden, wenn Sie auch allgemein übliche Zutaten ausschließen. Die folgenden Rezeptideen schließen Nahrungsbestandteile aus, die eine Überempfindlichkeit hervorrufen können und liefern Ihnen jede Menge Ideen für gesunde Mahlzeiten, die Ihre Geschmacksnerven und die Ihrer Familie in Versuchung führen werden.

Sie finden Vorschläge für alle Mahlzeiten, von Suppen und Hauptgerichten über Salate, Snacks bis hin zu Puddings. Jedes Rezept wurde analysiert und Sie können diese Angaben für Ihren Menüplan verwenden. Wenn Sie erst einmal auf diese Art gekocht haben, können Sie die Rezepte in diesem und im folgenden Kapitel umarbeiten, um Lebensmittel, die Ihr Verdauungssystem belasten, zu meiden.

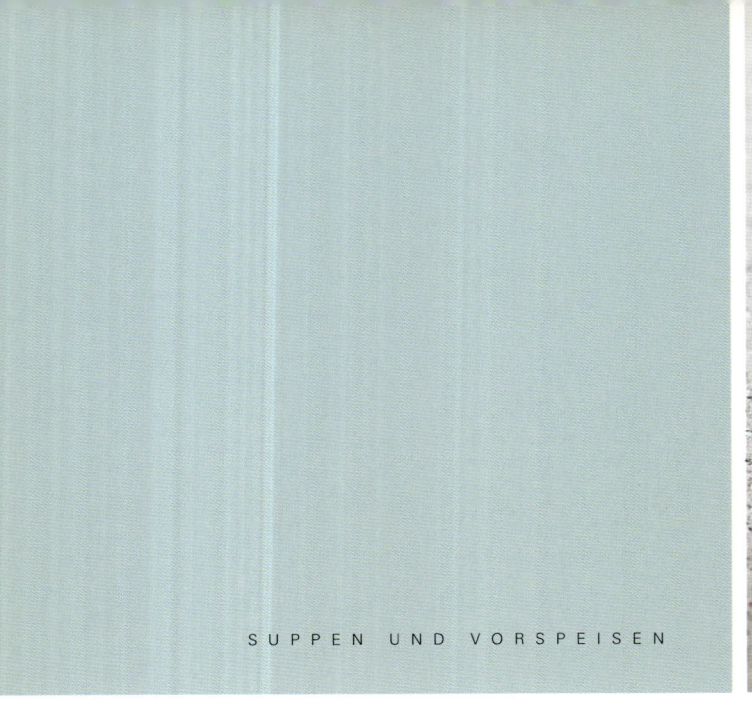

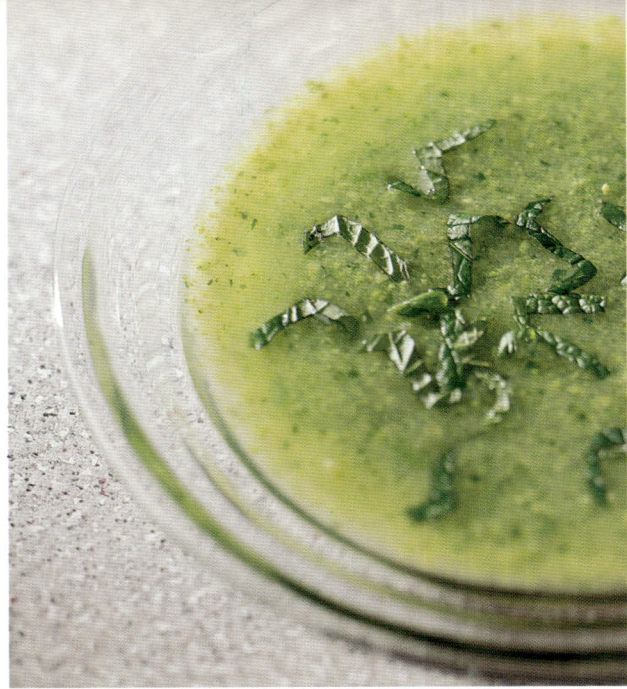

Erbsen-Minze-Suppe

Für 6 Personen – Vorbereitung: 5–10 Minuten – Garzeit: 30–35 Minuten

Pro Portion: 140 kcal/593 kJ, 7 g Eiweiß, 20 g Kohlenhydrate, 5 g Fett, 7 g Ballaststoffe

25 g	**Butter oder Margarine**
1	**kleine Zwiebel, gehackt**
500 g	**TK-grüne Erbsen**
¼ TL	**Zucker**
1,2 l	**Hühnerbrühe (siehe Seite 107)**
4 EL	**gehackte Minze**
	weißer Pfeffer
300 g	**Kartoffeln, grob gehackt**
150 ml	**teilentrahmte Milch**
	Salz

1 Butter oder Margarine in einem Topf schmelzen, Zwiebel hinzugeben und bei mittlerer Hitze leicht bräunen. Dabei gelegentlich umrühren.

2 Unaufgetaute Erbsen, Zucker und Brühe sowie 3 Esslöffel Minze hinzufügen. Pfeffer einrühren und die Zutaten zum Kochen bringen. Kartoffeln unterrühren und das Ganze bei schwacher Hitze halb abgedeckt 20–25 Minuten köcheln lassen.

3 Etwas abkühlen lassen, die Mischung dann portionsweise in einer Küchenmaschine oder mit einem Mixer fein pürieren. Wieder in den (gesäuberten) Topf geben, mit Salz würzen, Milch gut unterrühren. Die Suppe anschließend erwärmen (nicht kochen) und in vorgewärmte Suppenschalen oder eine Terrine füllen. Mit der restlichen Minze garnieren.

Möhren-Salbei-Suppe

Für 6 Personen – Vorbereitung: 15 Minuten – Garzeit: etwa 1 Stunde
Pro Portion: 90 kcal/373 kJ, 1 g Eiweiß, 13 g Kohlenhydrate, 4 g Fett, 4 g Ballaststoffe

25 g	**Butter**
1	**Gemüsezwiebel, fein gehackt**
750 g	**Möhren, dünn geschnitten**
900 ml	**Gemüsebrühe**
	Salz und Pfeffer
1	**EL gehackter Salbei**
	Salbeizweige zum Garnieren

1 Die Butter in einer großen gusseisernen Pfanne schmelzen, Zwiebel darin goldgelb dünsten. Möhren und Brühe hinzugeben und mit Salz und Pfeffer würzen. Aufkochen und ohne Deckel etwa 30 Minuten köcheln lassen.

2 Etwas abkühlen lassen, dann die Zutaten in einer Küchenmaschine oder mit einem Mixer fein pürieren. Wieder in den (gesäuberten) Topf geben und Salbei unterrühren. Aufkochen und weitere 15 Minuten köcheln lassen.

3 Die Suppe mit Salbeizweigen garnieren.

Rote-Linsen-Suppe

Für 4 Personen – Vorbereitung: 10 Minuten – Garzeit: 10 Minuten
Pro Portion: 220 kcal/983 kJ, 16 g Eiweiß, 40 g Kohlenhydrate, 1 g Fett, 9 g Ballaststoffe

250 g	**rote Spalt-Linsen**
1	**Porreestange (Lauch), in Scheiben geschnitten**
2	**große Möhren, in Scheiben geschnitten**
1	**Selleriestange, in Scheiben geschnitten**
1	**Knoblauchzehe, zerdrückt (nach Belieben)**
1	**Lorbeerblatt**
1,2 l	**Gemüsebrühe**
½	**TL Cayennepfeffer**
	Pfeffer

Zum Garnieren:
sehr fettarmer Naturjoghurt
Schnittlauchröllchen oder fein
  gehackte Petersilie

1 Alle Zutaten in einen großen Topf geben, aufkochen und abgedeckt 20–25 Minuten köcheln lassen. Linsen und Gemüse sollten gar sein.

2 Etwas abkühlen lassen, Lorbeerblatt entfernen. Die Suppe portionsweise in einer Küchenmaschine oder mit einem Mixer fein pürieren.

3 Wieder in den (gesäuberten) Topf geben, mit Pfeffer würzen und nochmals erhitzen. Zum Servieren in vorgewärmte Suppentasssen füllen. Jede Portion mit einem Klecks Joghurt und mit Schnittlauch oder Petersilie garnieren.

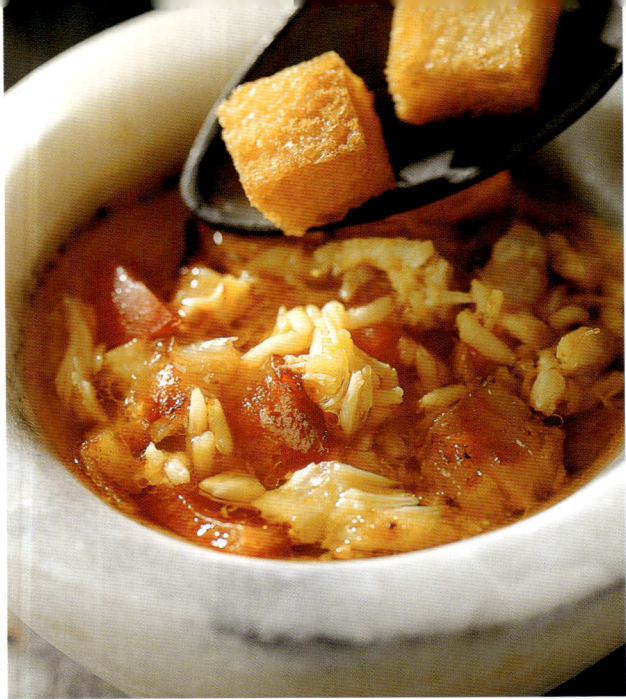

Krabben-Reis-Suppe

Für 6 Personen – Vorbereitung: 15 Minuten – Garzeit: 75 Minuten
Pro Portion: 334 kcal/1407 kJ, 20 g Eiweiß, 38 g Kohlenhydrate, 12 g Fett, 2 g Ballaststoffe

500 g	weißes Krebsfleisch
4 EL	Olivenöl
1	Zwiebel, gehackt
250 g	Tomaten, enthäutet und gehackt
1 TL	Paprika
	Salz
1,8 l	kochendes Wasser
2	Knoblauchzehen
2	Petersilienzweige, die Blätter von den Stielen gezupft
3	Safranfäden
250 g	weißer Langkornreis
	Croûtons zum Garnieren (nach Belieben)

1 Krebsfleisch in 1 cm große Stücke schneiden. Das Öl in einer gusseisernen Pfanne erhitzen und das Krebsfleisch darin leicht braun sautieren. Zwiebel zufügen und bei mittlerer Hitze 5 Minuten unter gelegentlichem Rühren bräunen. Tomaten, Paprika, ½ Teelöffel Salz und das heiße Wasser zufügen. Zugedeckt bei schwacher Hitze 45 Minuten kochen.

2 In der Zwischenzeit in einem Mörser die abgezogene Knoblauchzehe mit etwas Salz und der Petersilie zerdrücken. Safran und 2 Esslöffel von der köchelnden Brühe zugeben. Die Mischung gut verrühren.

3 Reis und die Knoblauch-Mischung zur Suppe geben. Halb abgedeckt 20 Minuten köcheln lassen, bis der Reis gar ist. Den Topf vom Herd nehmen und die Suppe 2–3 Minuten ruhen lassen. Nochmals gut durchrühren und evtl. nachwürzen. Die Suppe in eine heiße Terrine füllen und nach Belieben mit den Croûtons servieren.

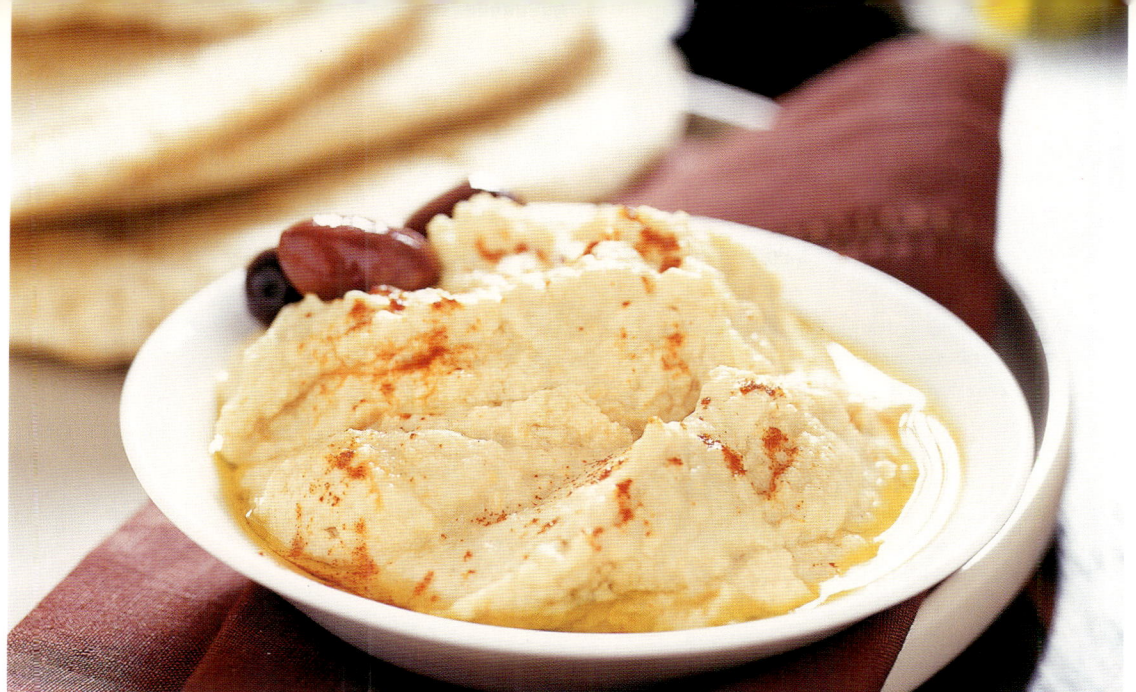

Hummus

Für 6 Personen – Vorbereitung: 20 Minuten, ohne Einweich- und Kühlzeit –
Garzeit: 60–90 Minuten

Pro Portion: 415 kcal/1730 kJ, 18 g Eiweiß, 22 g Kohlenhydrate, 29 g Fett, 6 g Ballaststoffe

250 g getrocknete Kichererbsen, über
Nacht eingeweicht, abgespült und
abgetropft

2–3 Knoblauchzehen, mit etwas Salz
zerdrückt

ca. 250 ml Zitronensaft

ca. 5 EL Tahini-Paste

Salz

Zum Garnieren:
extra natives Olivenöl
Paprika
Oliven

1 Kichererbsen in einem großen Topf mit kochendem Wasser gar kochen – je nach Qualität und Alter etwa 60–90 Minuten. Anschließend in einem Sieb abgießen, die Kochflüssigkeit dabei auffangen. Kichererbsen mit etwas Kochflüssigkeit in einer Küchenmaschine oder mit einem Mixer fein pürieren, das Püree durch ein Sieb streichen, um die Schalen zu entfernen.

2 Knoblauch unter das Püree rühren. Zitronensaft und Tahini abwechselnd untermengen, zwischendurch prüfen, ob der Geschmack stimmt. Falls nötig, etwas mehr Salz hinzufügen bzw. zusätzliche Kochflüssigkeit, falls das Püree zu fest ist. Es sollte eine cremige Konsistenz haben. Das Püree dann in eine Servierschüssel füllen, abdecken und einige Stunden kühlen.

3 Vor dem Servieren das Püree auf Zimmertemperatur erwärmen. Mit dem Löffelrücken Spiralen in die Oberfläche ziehen, Olivenöl hineinträufeln und mit etwas Paprika bestreuen. Mit Oliven garnieren und mit warmem Pittabrot oder Crudité (Rohkost) servieren.

Gefüllte Artischocken

Für 4 Personen – Vorbereitung: 20 Minuten, ohne Kühlzeit – Garzeit: ca. 35 Minuten

Pro Portion: 217 kcal/909 kJ, 13 g Eiweiß, 32 g Kohlenhydrate, 5 g Fett, 2 g Ballaststoffe

4	Artischocken, Stamm und das obere Drittel der Blätter entfernt
1	EL Zitronensaft

Für das Ingwer-Gemüse:

3	Möhren, in Scheiben geschnitten
75 g	Blumenkohlröschen
75 g	Brokkoliröschen
2	kleine Zucchini, in Scheiben geschnitten
1	Stück Ingwer (3,5 cm), geschält und in Streifen geschnitten

Für die Sauce:

150 g	Tofu, abgetropft und grob gehackt
4	EL Tomatenpüree
4	EL Meerettichsauce
2	TL Zitronensaft
2	TL weißer Essig
½	TL Zwiebelsalz
½	TL Zucker
	einige Spritzer Tabascosauce
½	TL geriebene Zitronenschale
	weißer Pfeffer

1 Artischocken und Zitronensaft in einen tiefen Topf geben und kochendes Wasser hinzufügen. Artischocken sollten ganz mit Wasser bedeckt sein. Zugedeckt ca. 30 Minuten kochen bzw. so lange, bis sich die Blätter leicht abziehen lassen. Die Artischocken herausnehmen, abtropfen lassen und zum Kühlen in den Kühlschrank stellen.

2 In der Zwischenzeit das Ingwer-Gemüse kochen. Alle Zutaten in einen Dämpfeinsatz legen und über kochendem Wasser ca. 7 Minuten garen.

3 Das innere Herz der Artischocken herausschneiden und die Artischocken mit dem Gemüse füllen.

4 Für die Sauce alle Zutaten in einer Küchenmaschine oder mit einem Mixer fein pürieren. Zum Servieren die Sauce über die Artischocken geben.

Guacamole

Für 4–6 Personen – Vorbereitung: 15 Minuten, ohne Kühlzeit

Pro Portion: 195 kcal/805 kJ, 3 g Eiweiß, 3 g Kohlenhydrate, 19 g Fett, 9 g Ballaststoffe

2	große reife Avocados
3	EL Zitronen- oder Limonensaft
2	Knoblauchzehen, zerdrückt
40 g	Frühlingszwiebeln, gehackt
1–2	EL gehackte milde grüne Chilischoten
	Salz und Pfeffer
125 g	Tomaten, enthäutet, entkernt und gehackt
	Schale von 1 Limone, in Streifen geschnitten, zum Garnieren

1 Die Avocados halbieren, Steine entfernen. Das Fruchtfleisch herauslöffeln, in eine Schüssel geben, Zitronen- oder Limonensaft hinzufügen und alles zermusen.

2 Knoblauch, Frühlingszwiebeln und Chilis hinzugeben, mit Salz und Pfeffer würzen. Die Tomaten untermengen. Zugedeckt mindestens 1 Stunde in den Kühlschrank stellen.

3 Die Guacamole mit Limonenstreifen ganieren. dazu schmecken Crudités, Tortillachips oder Kräcker.

Zucchinikuchen mit Minzesauce und Salsa

Für 4 Personen – Vorbereitung: 20 Minuten, ohne Kühlzeit – Garzeit: 6–8 Minuten
Pro Portion: 435 kcal/1822 kJ, 12 g Eiweiß, 48 g Kohlenhydrate, 23 g Fett, 4 g Ballaststoffe

500 g	**Zucchini, fein gerieben**
2	**EL Mayonnaise**
300 g	**frische Semmelbrösel**
½	**TL gemahlener Kreuzkümmel (Cumin)**
½	**TL gemahlener Koriander**
½	**TL Cayennepfeffer**
	Salz und Pfeffer
	Pflanzenöl zum Frittieren

Für die Minzesauce:

4	**EL fein gehackte Minze**
	fein geriebene Schale und Saft von
	1 Limone
150 ml	**griechischer Joghurt**

Für die Salsa:

2	**reife Pflaumentomaten, entkernt und fein gewürfelt**
½	**Salatgurke, entkernt und fein gewürfelt**
1	**kleine rote Zwiebel, fein gehackt**
1	**TL Weißweinessig**
1	**TL Zucker**
	Salz und Pfeffer

1 Zucchini in ein Sieb geben und soviel Flüssigkeit wie möglich herauspressen, anschließend in eine Schüssel füllen. Mayonnaise, Semmelbrösel, Kreuzkümmel, Koriander und Cayennepfeffer hinzugeben. Mit Salz und Pfeffer nach Geschmack würzen und gut durchrühren. Beiseite stellen.

2 Für die Minzesauce alle Zutaten miteinander verrühren und mit Salz und Pfeffer abschmecken. Zugedeckt bis zum Servieren kühl stellen.

3 Für die Salsa alle Zutaten miteinander verrühren und mit Salz und Pfeffer abschmecken. Zugedeckt bis zum Servieren kühl stellen.

4 Die Zucchinimischung in 12 Portionen teilen. Das Öl in einer beschichteten großen Pfanne erhitzen. Aus den Teigportionen Küchlein formen und im heißen Öl von jeder Seite 3–4 Minuten leicht braun frittieren. Herausnehmen, auf Küchenpapier abtropfen lassen und heiß stellen, bis alle Küchlein fertig sind.

5 Die Zucchinikuchen mit der gekühlten Minzesauce und der Salsa servieren.

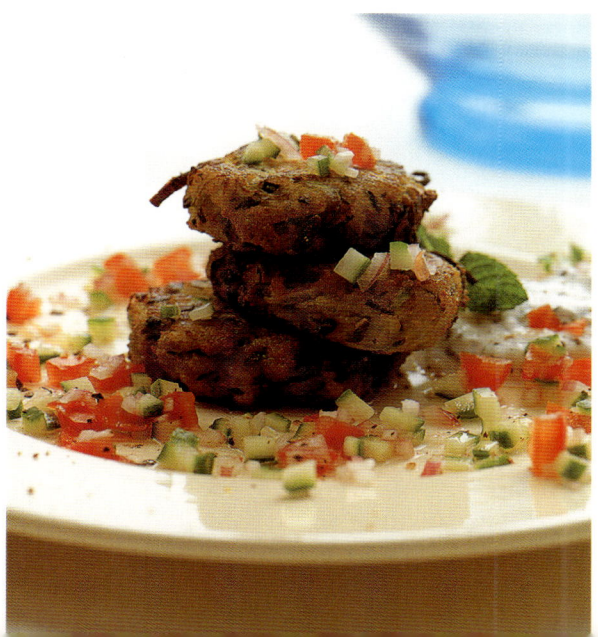

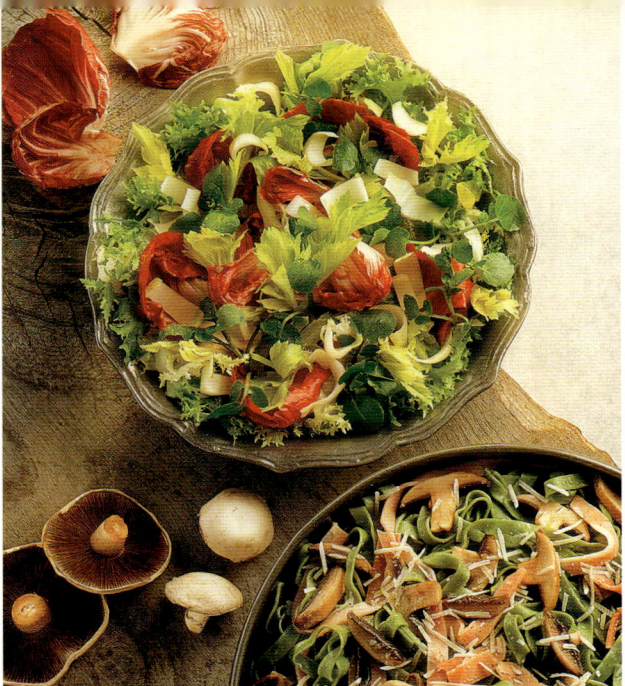

Gemischter Salat

Für 4 Personen – Vorbereitung: 10 Minuten

Pro Portion: 310 kcal/1274 kJ, 2 g Eiweiß, 2 g Kohlenhydrate, 33 g Fett, 1 g Ballaststoffe

Für das Dressing:
Saft von 1 Zitrone
4 EL Weiß- oder Rotweinessig
175 ml Italienisches Olivenöl
Meersalz und Pfeffer

Für den Salat:
Gemischte Salatblätter, z. B. Kopf-
salat, Endivie und Radicchio
Basilikum- oder Rauke(Rucola)-
Blätter

1 Für das Dressing Zitronensaft, Essig und Salz in einen Rührbecher geben. Gut umrühren, damit das Salz sich auflöst. Olivenöl unterrühren. 5 Minuten ruhen lassen, dann mit dem Pfeffer abschmecken. Evtl. etwas mehr Salz hinzugeben.

2 Für den Salat die Blätter in mundgerechte Stücke zupfen und in einer Salatschüssel anordnen. Basilikum oder Rauke zerkleinern und mit den Salatblättern vermengen. Das Dressing darüber gießen und gut miteinander vermengen. Sofort servieren.

Pasta und Avocadosalat mit Tomatendressing

Für 4 Personen – Vorbereitung: 10 Minuten – Garzeit: 10–12 Minuten
Pro Portion: 392 kcal/1636 kJ, 7 g Eiweiß, 35 g Kohlenhydrate, 26 g Fett, 3 g Ballaststoffe

175 g	**kleine Pasta**
1	**Portion Tomaten-Knoblauch-Sommerkräuterdressing (siehe unten)**
2	**reife Avocados**
	Salz und Pfeffer

1 In einem großen Topf Salzwasser zum Kochen bringen. Pasta hineingeben und nach Packungsanleitung gar kochen. In einem Sieb abgießen und mit kaltem Wasser abschrecken. Gut abtropfen lassen und in eine Schüssel füllen.

2 Das Dressing zur Pasta geben und gut mit den Nudeln vermengen. Mit Salz und Peffer würzen und noch einmal umrühren.

3 Zum Servieren die Avocados halbieren, entsteinen, schälen und der Länge nach in Scheiben schneiden. Den Pasta-Salat auf vier Portionen aufteilen und mit den Avocadoscheiben belegen.

Tomaten-Knoblauch-Sommerkräuterdressing

Ergibt 350 ml – Vorbereitung: 15 Minuten, ohne Durchziehzeit
Pro Portion: 418 kcal/1720 kJ, 2 g Eiweiß, 3 g Kohlenhydrate, 44 g Fett, 1 g Ballaststoffe

500 g	**reife Tomaten, enthäutet, entkernt und fein gewürfelt**
2	**Knoblauchzehen, fein gehackt**
2	**EL Balsamicoessig**
4	**EL extra natives Olivenöl**
6	**große Basilikumblätter, fein zerkleinert**
3	**EL gehackte gemischte Kräuter (z. B. Dill, Kerbel, Schnittlauch, Petersilie, Minze)**
	Salz und Pfeffer

1 Tomaten, Knoblauch, Essig und Olivenöl miteinander verrühren.

2 Basilikum und gemischte Kräuter hinzugeben. Salz und Pfeffer unterrühren. Alle Zutaten gut miteinander vermischen. Vor dem Servieren das Dressing 30 Minuten durchziehen lassen, damit der Geschmack der Gewürze sich richtig entfalten kann.

Warmer Rote-Paprika-Salat mit Kammmuscheln

Für 4 Personen – Vorbereitung: 10–15 Minuten – Garzeit: 6–8 Minuten

Pro Portion: 213 kcal/892 kJ, 22 g Eiweiß, 6 g Kohlenhydrate, 11 g Fett, 1 g Ballaststoffe

2	EL Zitronensaft
3	EL Olivenöl, evtl. etwas mehr
	Salz und Pfeffer
2	rote Paprikaschoten, entstielt, entkernt, weiße Trennwände entfernt und in Streifen geschnitten
	gemischte Salatblätter
375 g	Kammmuscheln, gesäubert
50 g	schwarze Oliven, entsteint und geviertelt
2	EL Schnittlauchröllchen

1 Zitronensaft, 2 Esslöffel Öl und Salz und Pfeffer miteinander vermengen. Beiseite stellen.

2 Restliches Öl in einer Pfanne bei mittlerer Hitze erwärmen. Paprika und etwas Salz hinzufügen und 5 Minuten weich sautieren. Herausnehmen und auf einen Teller legen. Beiseite stellen. Die Salatblätter auf vier Tellern anrichten.

3 Die Muscheln abspülen und mit Küchenpapier abtrocknen. Mit Salz und Pfeffer würzen und in einen Dämpfer legen. Über kochendem Wasser etwa 3 Minuten garen. Auf Küchenpapier abtropfen lassen.

4 Zum Servieren die warmen Muscheln auf die Salatblätter legen. Rundherum Paprika, Oliven und Schnittlauch anrichten. Das Dressing über den Salat träufeln.

Ingwerreis mit Möhren und Tomaten

Für 4 Personen – Vorbereitung: 15 Minuten – Garzeit: 25 Minuten

Pro Portion: 440 kcal/1840 kJ, 8 g Eiweiß, 60 g Kohlenhydrate, 19 g Fett, 5 g Ballaststoffe

250 g	Basmatireis
4	EL extra natives Olivenöl
2	Knoblauchzehen, zerdrückt
1	EL geriebene frische Ingwerwurzel
4	Möhren, dünn geschnitten
4	reife Tomaten, enthäutet, entkernt und gewürfelt
2	Zimtstangen, zerkleinert
	Samen von 3 Kardamomkapseln, zerquetscht
1	getrocknete rote Chili
1	EL Zitronensaft
50 g	Mandelblättchen, geröstet
	Salz und Pfeffer

1 Den Reis in reichlich Salzwasser 5 Minuten kochen. Abgießen, mit kaltem Wasser abschrecken und wieder abtropfen lassen. Anschließend den Reis auf ein Backblech geben, gut verteilen und beiseite stellen.

2 Das Öl in einem Wok oder großen Pfanne erhitzen. Knoblauch, Ingwer und Möhren darin 10 Minuten dünsten. Tomaten und Gewürze hinzugeben und weitere 5 Minuten garen.

3 Reis, Zitronensaft, Mandeln und Salz und Pfeffer in den Wok geben, unter Rühren 3–4 Minuten erwärmen. Sofort servieren.

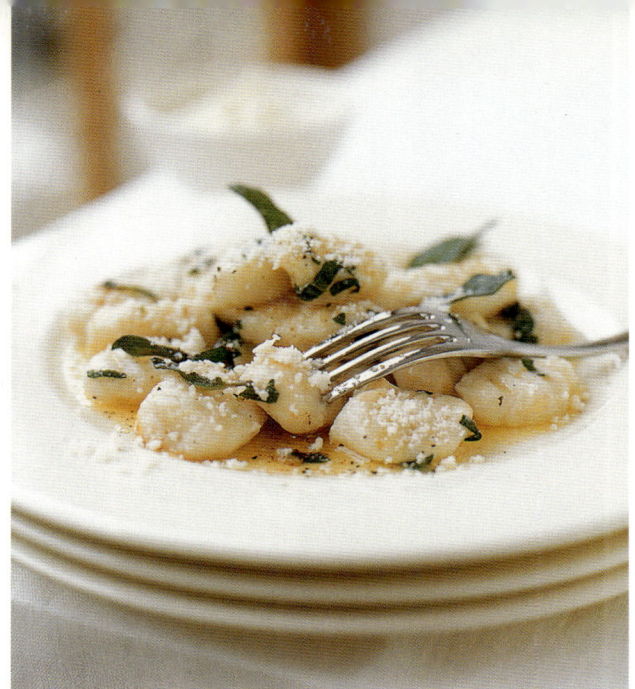

Kartoffel-Gnocchi

Für 4 Personen – Vorbereitung: 30 Minuten – Garzeit: 35 Minuten
Pro Portion: 524 kcal/2212 kJ, 13 g Eiweiß, 95 g Kohlenhydrate, 13 g Fett, 6 g Ballaststoffe

1 kg	mehlig kochende Kartoffeln, ungeschält
50 g	Butter
1	Ei, verquirlt
250–300 g	Weizenmehl
	Weizenmehl oder Grießmehl (Semolina) zum Bestreuen
	Salz

Zum Servieren:
geschmolzene Butter
gehackter Salbei
frisch geriebener Parmesan

1 Die Kartoffeln in kochendem Wasser 20–30 Minuten gar kochen. Gut abgießen. Alternativ können die Kartoffeln auch im Backofen gegart werden. Kartoffeln pellen, anschließend zerstampfen oder durch ein Sieb in eine Schüssel drücken.

2 1 Teelöffel Salz, Butter, Ei und die Hälfte des Mehls untermengen, dann den Teig auf eine bemehlte Arbeitsfläche legen. Den Rest des Mehl unterkneten, bis ein geschmeidiger Teig entsteht.

3 Aus dem Teig etwa 2,5 cm dicke Rollen formen, diese in 1,5 cm große Stücke schneiden. Jedes Stück mit einer bemehlten Gabel eindrücken, so dass ein Muster entsteht. Die fertigen Gnocchi auf einem Küchenhandtuch ausbreiten und mit dem Mehl besprenkeln.

4 Die Gnocchi in reichlich Salzwasser etwa 2–3 Minuten garen, bis sie an der Oberfläche schwimmen. Mit einem Schaumlöffel herausnehmen und mit der Butter, dem Salbei und dem Parmesan vermengen.

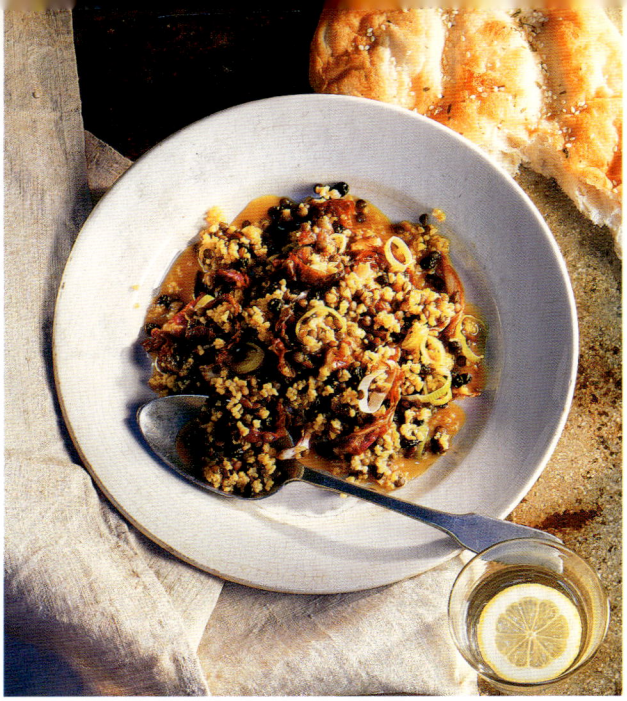

Hirse-Linsen-Safran mit Radicchio

Für 4–6 Personen – Vorbereitung: 10 Minuten, ohne Einweichzeit – Garzeit: 50 Minuten
Pro Portion: 336 kcal/1408 kJ, 10 g Eiweiß, 48 g Kohlenhydrate, 12 g Fett, 2 g Ballaststoffe

1	Prise Safranfäden
900 ml	kochende Gemüsebrühe
125 g	Puy-Linsen, abgespült
125 g	Hirse
50 g	Butter
1	Porreestange (Lauch), in Scheiben geschnitten
2	Knoblauchzehen, in Scheiben geschnitten
1	TL gemahlener Zimt
50 g	Korinthen
1	kleiner Kopf Radicchio, klein gezupft Salz und Pfeffer

1 Safranfäden in etwas heißer Gemüsebrühe 10 Minuten einweichen.

2 In der Zwischenzeit die Linsen in einen Topf geben und mit reichlich Wasser bedecken. Zum Kochen bringen, etwa 10 Minuten kochen und dann abgießen.

3 Hirse in eine kleine Pfanne geben und langsam die Körner goldgelb werden lassen.

4 Die Butter in einem Topf schmelzen, Porree, Knoblauch und Zimt hinzugeben und etwa 3 Minuten dünsten. Linsen und Hirse einrühren und anschließend die Safranflüssigkeit zugießen. Aufkochen und zugedeckt 30 Minuten köcheln lassen, bis Linsen und Hirse gar sind.

6 Korinthen und Radicchio unterrühren und 5 Minuten miterhitzen. Mit Salz und Pfeffer würzen und sofort servieren.

Hähnchenrisotto

Für 4 Personen – Vorbereitung: 10 Minuten – Garzeit: 30–35 Minuten
Pro Portion: 507 kcal/2135 kJ, 22 g Eiweiß, 66 g Kohlenhydrate, 19 g Fett, 2 g Ballaststoffe

40 g	Butter
2	El Olivenöl
2	Hähnchenbrüste, ohne Haut und Knochen, gewürfelt
½	Zwiebel, sehr fein gehackt
1	Knoblauchzehe, fein gehackt
1–2	rote Chilischoten, entkernt und sehr fein gehackt (nach Belieben)
300 g	Arborioreis
1 l	kochende Hühnerbrühe (siehe Seite 107)
3	EL frisch geriebener Parmesan
	Salz und Pfeffer

1 15 Gramm Butter mit dem Öl in einem Topf schmelzen lassen, Hähnchenwürfel hinzugeben und darin 2–3 Minuten braten. Zwiebel hinzugeben und 5 Minuten goldgelb dünsten. Knoblauch und Chili einrühren und den Knoblauch goldgelb braten.

2 Den Reis in den Topf geben und 1–2 Minuten unterrühren. Köchelnde Hühnerbrühe schöpflöffelweise hinzugeben und solange rühren, bis die Flüssigkeit aufgenommen ist. Erst dann weitere Brühe hinzugießen. Bis der Reis die gesamte Brühe aufgenommen hat, dauert es ca. 25 Minuten.

3 Den Parmesan zum Reis geben. Mit Salz und Pfeffer würzen und die restliche Butter unterrühren.

Gebackene Hähnchen und Spiralnudeln

Für 4 Personen – Vorbereitung: 15 Minuten – Garzeit: ca. 20 Minuten
Pro Portion: 354 kcal/1500 kJ, 27 g Eiweiß, 58 g Kohlenhydrate, 4 g Fett, 4 g Ballaststoffe

40 g	Mehl, gesiebt
600 ml	teilentrahmte Milch
	Pfeffer
200 g	dreifarbige Spiralnudeln
250 g	Hähnchenbrust, ohne Haut und Knochen, gekocht und gewürfelt
50 g	frische Vollkorn-Semmelbrösel
	Salz

1 Mehl und Milch in einen Topf geben und bei schwacher Hitze zum Kochen bringen, dabei ständig rühren, bis die Sauce eindickt. 1 Minute unter ständigem Rühren köcheln lassen, dann großzügig mit Peffer würzen.

2 In reichlich kochendem Salzwasser die Nudeln nach Packungsanleitung bissfest garen. Gut abgießen.

3 Hähnchenwürfel in die Sauce geben. Anschließend in eine feuerfeste Auflaufform (2,5 Liter Inhalt) füllen. Nudeln auf die Sauce setzen, dabei leicht eindrücken. Semmelbrösel darüber streuen und das Ganze im vorgeheizten Backofen bei 190 °C (Gas Stufe 5) ca. 20 Minuten backen, bis die Semmelbrösel knusprig und gebräunt sind.

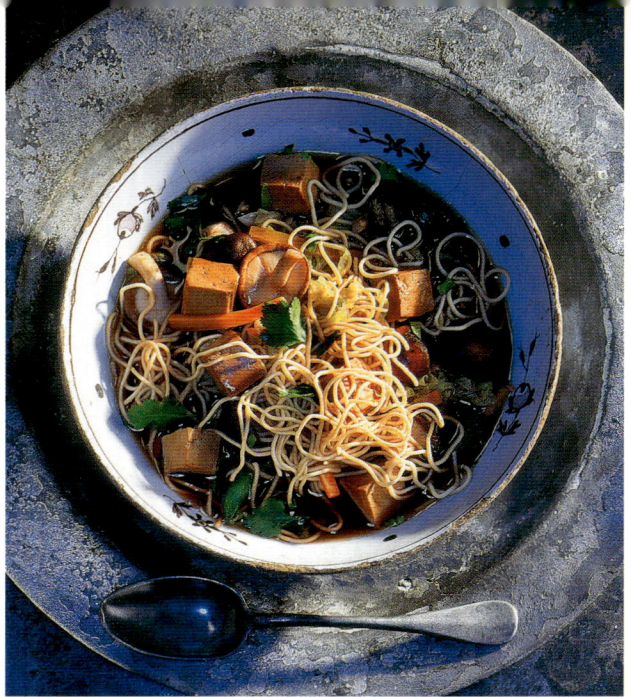

Thai-Nudeln mit Gemüse und Tofu

Für 4 Personen – Vorbereitung: 20 Minuten, ohne Marinierzeit – Garzeit: 40 Minuten
Pro Portion: 296 kcal/1246 kJ, 18 g Eiweiß, 40 g Kohlenhydrate, 9 g Fett, 4 g Ballaststoffe

250 g	**Tofu, gewürfelt**
2	**EL kräftige Sojasauce**
1	**TL geriebene Limonenschale**
1,75 l	**Gemüsebrühe**
2	**Scheiben frische Ingwerwurzel**
2	**Knoblauchzehen**
2	**Korianderzweige**
2	**Stiele Zitronengras, zerdrückt**
1	**rote Chili, zerquetscht**
175 g	**getrocknete Eiernudeln**
125 g	**Shiitakepilze oder junge Champignons, in Scheiben geschnitten**
2	**große Möhren, in Streifen geschnitten**
125 g	**Zuckererbsen**
125 g	**Chinakohl, zerkleinert**
2	**EL gehackter Koriander**
	Salz und Pfeffer

1 Tofu in eine Schüssel geben, Sojasauce und Limonenschale hinzugeben und 30 Minuten marinieren.

2 In der Zwischenzeit Gemüsebrühe in einen großen Topf geben, Ingwer, Knoblauch, Korianderzweige, Zitronengras und Chili hinzufügen. Die Zutaten zum Kochen bringen, dann bei mittlerer Hitze zugedeckt 30 Minuten köcheln lassen.

3 Die Gemüsebrühe in einen anderen Topf abgießen. Den Topf auf den Herd stellen und die Nudeln hineingeben. Pilze und marinierten Tofu hinzugeben sowie die restliche Marinade. Bei schwacher Hitze 4 Minuten köcheln lassen.

4 Möhren, Zuckererbsen, Chinakohl und Koriander unterrühren und weitere 3–4 Minuten köcheln lassen, bis das Gemüse gerade gar ist. Mit Salz und Pfeffer abschmecken und sofort servieren.

Tomaten-Pilz-Risotto

Für 4 Personen – Vorbereitung: 10 Minuten – Garzeit: 30 Minuten
Pro Portion: 577 kcal/2430 kJ, 13 g Eiweiß, 92 g Kohlenhydrate, 20 g Fett, 5 g Ballaststoffe

75 g	Butter
1	Zwiebel, fein gehackt
250 g	Champignons, klein geschnitten
3	große Tomaten, enthäutet und gehackt
400 g	Arborioreis
1 l	Hühnerbrühe (siehe Seite 107)
40 g	frisch geriebener Parmesan
	Salz und Pfeffer
	Thymianzweige zum Garnieren

1 Drei Viertel der Butter in einem großen gusseisernen Topf oder Pfanne schmelzen. Die Zwiebel hinzufügen und unter Rühren 5 Minuten dünsten. Pilze und drei Viertel von den Tomaten unterrühren. Bei schwacher Hitze weitere 5 Minuten unter Rühren dünsten.

2 Reis untermengen, gut umrühren, damit er mit Butter bedeckt ist. Bei starker Hitze unter Rühren den Reis 30 Sekunden anbraten. Eine Schöpfkelle Brühe hinzugießen und rühren, bis die Flüssigkeit absorbiert ist. Auf diese Weise die ganze Brühe hinzugeben, bis der Reis gar ist und die gesamte Brühe aufgenommen ist. Restliche Butter und Parmesan hinzugeben und köcheln lassen, bis der Käse vollständig geschmolzen ist. Mit Salz und Pfeffer würzen, auf vorgewärmte Teller füllen und mit den restlichen Tomaten und dem Thymian bestreuen.

Tagliatelle mit Tomatensauce

Für 6 Personen – Vorbereitung: 10 Minuten – Garzeit: 20 Minuten
Pro Portion: 256 kcal/1080 kJ, 8 g Eiweiß, 39 g Kohlenhydrate, 7 g Fett, 4 g Ballaststoffe

2	EL Olivenöl
2	Zwiebeln, gehackt
2	Knoblauchzehen, zerdrückt
500 g	Tomaten, enthäutet und gehackt
2	EL Tomatenpüree
1	TL Zucker
125 ml	trockener Weißwein
	einige reife Oliven, entkernt und geviertelt
	1 Hand voll Basilikumblätter
	Salz und Pfeffer
250 g	Tagliatelle
25 g	frisch geriebener Parmesan (nach Belieben)

1 Die Hälfte des Öls in einer Pfanne erhitzen. Zwiebeln und Knoblauch darin bei schwacher Hitze leicht bräunen, dabei hin und wieder umrühren.

2 Tomaten, Tomatenpüree, Zucker und Wein hinzugeben und gut unterrühren. Die Mischung bei schwacher Hitze einkochen. Oliven und Basilikum zufügen und mit Salz und reichlich Pfeffer würzen.

3 In der Zwischenzeit Tagliatelle in reichlich Salzwasser bissfest garen.

4 Tagliatelle abgießen, restliches Öl und 1 gute Prise Pfeffer untermengen. Pasta auf 4 vorgewärmten Tellern anrichten, mit der Tomatensauce bedecken. Tagliatelle und Sauce leicht vermischen. Nach Belieben mit Parmesan bestreuen.

Lamm-Kebabs

Für 6 Personen – Vorbereitung: 30 Minuten, ohne Marinierzeit – Garzeit: 10–15 Minuten
Pro Portion: 430 kcal/1784 kJ, 30 g Eiweiß, 1 g Kohlenhydrate, 34 g Fett

1 kg	Lammschulter, ohne Knochen, in 5 cm große Würfel geschnitten Zitronenscheiben zum Servieren
	Für die Marinade:
3	EL Olivenöl
2	EL Zitronensaft
1	Knoblauchzehe, zerdrückt
1½	EL Paprika
1	TL gemahlener Kreuzkümmel (Cumin)
1	TL gemahlener Koriander
1	TL Tomatenpüree

1 Lammfleisch in eine Schüssel geben. Die Zutaten für die Marinade vermengen, zum Fleisch geben und gut miteinander verrühren. Zugedeckt bei Zimmertemperatur 2 Stunden marinieren (oder über Nacht im Kühlschrank). Wenn Sie das Lamm im Kühlschrank marinieren, 1 Stunde vor der Zubereitung herausnehmen.

2 Lamm aus der Marinade nehmen und trockentupfen. Das Fleisch auf 6 große Spieße stecken. Unter dem vorgeheizten Grill 10–15 Minuten grillen, dabei gelegentlich umdrehen und mit der restlichen Marinade bestreichen. Das Fleisch sollte innen noch rosa sein.

3 Servieren Sie die Kebabs auf einem Bett aus Salat, nach Belieben mit Zitronenscheiben.

Heilbutt auf Gemüsebett

Für 2 Personen – Vorbereitung: 15 Minuten – Garzeit: 35–40 Minuten
Pro Portion: 496 kcal/2067 kJ, 36 g Eiweiß, 10 g Kohlenhydrate, 35 g Fett, 5 g Ballaststoffe

2	EL Olivenöl
½	rote Paprika, entstielt, entkernt, weiße Trennwände entfernt, gehackt
½	grüne Paprika, entstielt, entkernt, weiße Trennwände entfernt, gehackt
50 g	Pilze, in Scheiben geschnitten
1	Zucchini, längs in 3 cm dicke Scheiben geschnitten
½	Aubergine, längs in 3 cm dicke Scheiben geschnitten
2	Tomaten, enthäutet und gehackt
1	EL Tomatenpüree
2	Heilbuttsteaks (je etwa 150–175 g)
50 g	Butter
2	EL gemischte Petersilie, Estragon und Schnittlauch
	Salz und Pfeffer

1 Das Öl in einem großen Topf erhitzen, Paprika, Pilze, Zucchini, Aubergine, Tomaten und Tomatenpüree hinzugeben und bei mittlerer Hitze 15–20 Minten dünsten, gelegentlich wenden.

2 In der Zwischenzeit ein Backblech großzügig mit Alufolie auslegen, der Fisch sollte gut darin eingewickelt werden können. Heilbutt auf die Folie legen, mit Butter bestreichen, mit Kräutern bestreuen und mit Salz und Pfeffer würzen. Die Folie über dem Fisch zusammenfalten. Das Backblech in den vorgeheizten Backofen schieben und auf 200 °C (Gas Stufe 6) 18–20 Minuten garen.

3 Wenn Fisch und Gemüse gar sind, evtl. mit Salz und Pfeffer nachwürzen oder zusätzlich Kräuter oder Tomatenpüree verwenden. Das Gemüse auf einem Servierteller anrichten und den Heilbutt darauf legen.

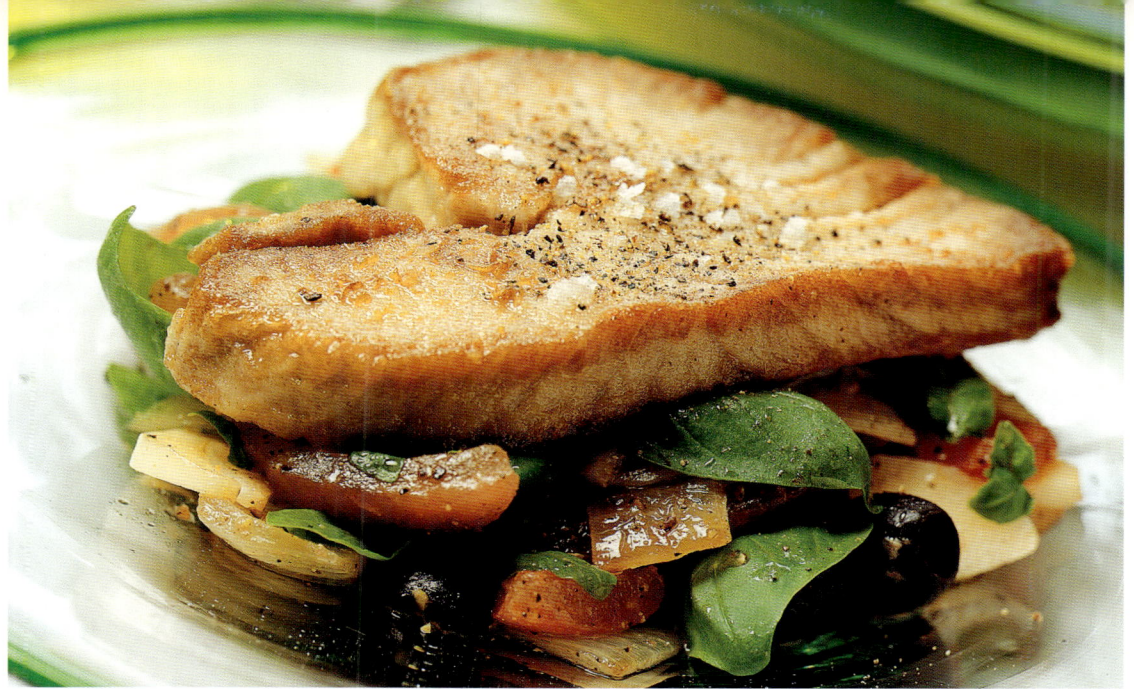

Frischer Tunfisch mit Tomaten

Für 4 Personen – Vorbereitung: 15 Minuten – Garzeit: 30 Minuten
Pro Portion: 339 kcal/1419 kJ, 38 g Eiweiß, 7 g Kohlenhydrate, 18 g Fett, 3 g Ballaststoffe

4	**Tunfischsteaks (je etwa 150 g)**
	Salz und Pfeffer
	etwas Mehl zum Bestäuben
3	**EL Olivenöl**
1	**Zwiebel, gehackt**
2	**Knoblauchzehen, zerdrückt**
750 g	**Tomaten, enthäutet und gehackt**
2	**EL gehackte Petersilie**
	einige Basilikumblätter, zerkleinert
1	**Lorbeerblatt**
4	**Anchovisfilets, zermust**
8	**schwarze Oliven**

1 Tunfischsteaks abspülen und mit Küchenpapier trockentupfen. Mit Salz und reichlich Pfeffer würzen und leicht mit Mehl bestäuben.

2 Die Hälfte des Olivenöls in einer flachen Pfanne erhitzen und die Steaks auf beiden Seiten goldbraun braten. Aus der Pfanne nehmen und warm halten.

3 Restliches Öl in die Pfanne geben, Zwiebel und Knoblauch darin 3 Minuten weich und goldgelb sautieren. Tomaten, Petersilie, Basilikum, Lorbeerblatt und Anchovis unterrühren. Leicht köcheln lassen, die Tomaten sollten nicht zerfallen.

4 Tunfisch wieder in die Pfanne legen, mit Salz und Pfeffer würzen und 15 Minuten köcheln lassen, dabei einmal wenden. Oliven hinzufügen und 5 Minuten ruhen lassen.

5 Zum Servieren Lorbeerblatt entfernen, das Gemüse auf einem vorgewärmten Servierteller anrichten und den Fisch darauf legen.

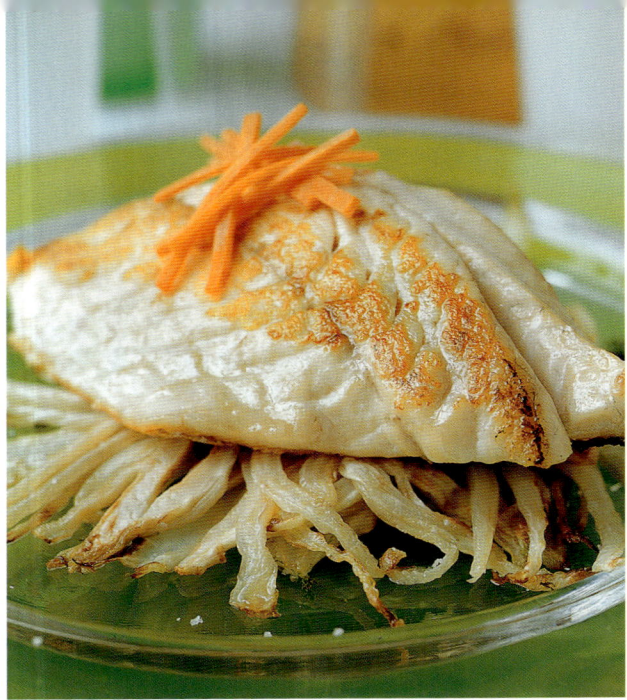

Seebarsch mit Fenchel

Für 4 Personen – Vorbereitung: 5 Minuten – Garzeit: 45–50 Minuten
Pro Portion: 362 kcal/1508 kJ, 39 g Eiweiß, 2 g Kohlenhydrate, 22 g Fett

2	**große Fenchelknollen**
6	**EL Olivenöl**
8	**EL Wasser**
	Salz und Pfeffer
2	**Seebarsche (je etwa 500 g), filetiert**
	Möhrenstreifen zum Garnieren

1 Die Fenchelknollen längs in 1 cm dicke Scheiben schneiden. Das Öl in einen Wok geben, Fenchel und Wasser hinzufügen und zum Kochen bringen. Zugedeckt etwa 30 Minuten köcheln lassen, bis der Fenchel sehr weich ist. Gelegentlich umrühren.

2 Die Flüssigkeit abgießen, Fenchel mit Salz und Pfeffer würzen, nochmals aufkochen, bis die gesamte Flüssigkeit verdampft und der Fenchel goldbraun ist. Auf einen Servierteller geben und warm halten.

3 Den Fisch mit Salz und Pfeffer würzen, in den Wok geben und mit etwas Öl bestreichen. Zugedeckt 7–8 Minuten garen. Den Fisch wenden, mit Öl beträufeln und weitere 5–6 Minuten garen.

4 Den Fisch auf das Fenchelgemüse legen, die Kochflüssigkeit darüber gießen und sofort servieren. Mit den Möhren garnieren.

Geräucherter Schellfisch und Basmatireis-Salat

Für 4 Personen – Vorbereitung: 15 Minuten, ohne Kühlzeit – Garzeit: 20 Minuten

Pro Portion: 490 kcal/2054 kJ, 35 g Eiweiß, 42 g Kohlenhydrate, 21 g Fett, 1 g Ballaststoffe

175 g	gekochter Basmatireis
3	hart gekochte Eier, gehackt
2	EL gehackter Koriander oder Petersilie
1	rote oder gelbe Paprika
500 g	geräuchertes Schellfischfilet
1	Zwiebel, gehackt
1	Lorbeerblatt
1	EL leicht zerdrückte Koriandersamen
1	TL leicht zerdrückte Kreuzkümmelsamen
300 ml	Milch

Für das Dressing:

1	Knoblauchzehe, zerdrückt (nach Belieben)
3	EL Mayonnaise
	Pfeffer

Zum Garnieren:

Zitronenstücke
Korianderzweige

1 Basmatireis, Eier und Koriander oder Petersilie in eine große Salatschüssel geben und beiseite stellen.

2 Paprika entstielen, halbieren, entkernen, weiße Trennwände entfernen. Mit der Haut nach oben unter dem heißen Grill garen, bis die Haut schwarz wird und Blasen wirft. Leicht abkühlen lassen, anschließend die verbrannte Haut abziehen. Das Fleisch in dünne Streifen schneiden und beiseite stellen.

6 In der Zwischenzeit den Fisch, Zwiebel, Lorbeerblatt, Koriander- und Kreuzkümmelsamen in eine große Pfanne geben. Milch hinzufügen und aufkochen. Bei reduzierter Hitze 8–10 Minuten köcheln lassen, bis der Fisch sich leicht zerpflücken lässt. Mit einem Schaumlöffel den Fisch herausnehmen und auf einen Teller legen, abkühlen lassen. Haut und Gräten entfernen und den Fisch in mundgerechte Stücke teilen. Zum Reis geben.

4 Für das Dressing den Fischsud durch ein Sieb gießen und wieder in die Pfanne geben. Knoblauch hinzufügen (nach Belieben). Bei starker Hitze 1–2 Minuten Flüssigkeit auf die Hälfte reduzieren. Die Pfanne vom Herd nehmen. Mayonnaise gut unterrühren. Mit frisch gemahlenem schwarzem Pfeffer (kein Salz, der Fisch ist salzig genung) würzen, abkühlen lassen.

5 Zum Servieren das Dressing zum Salat geben und leicht miteinander vermengen. Paprikastreifen darüber streuen. Mit Zitrone und Koriander garnieren und sofort servieren.

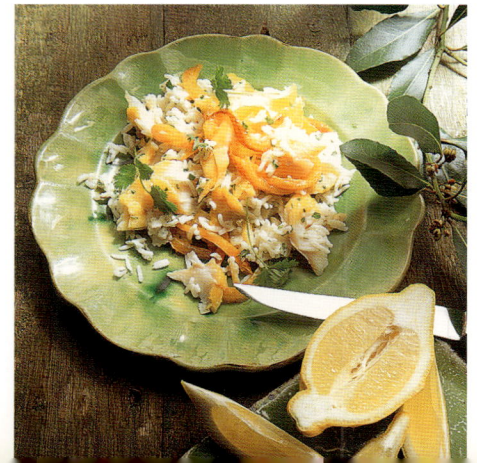

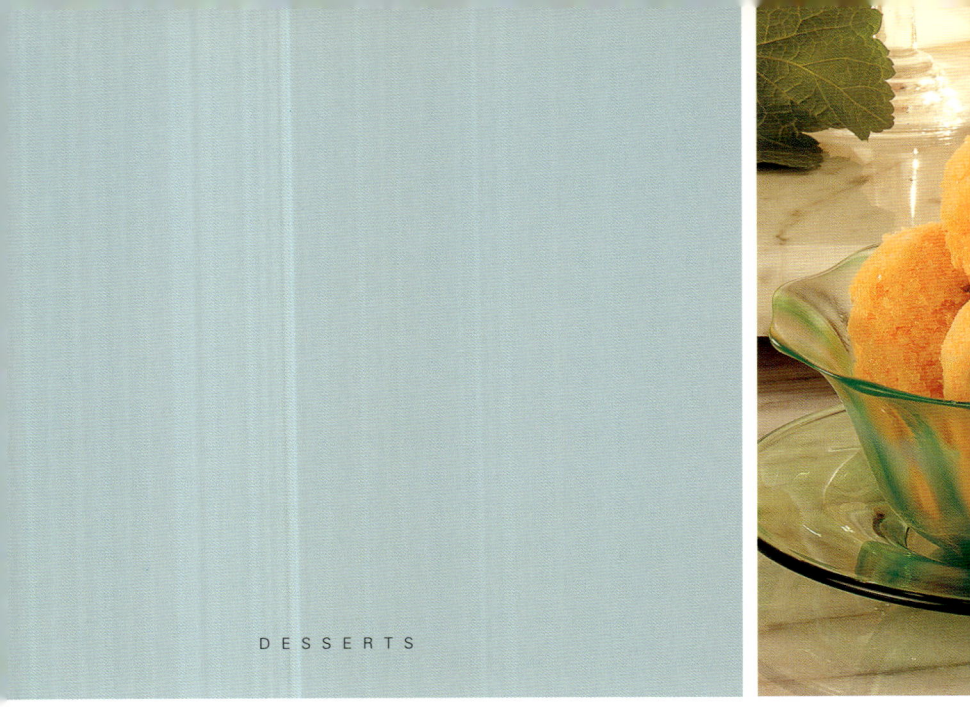

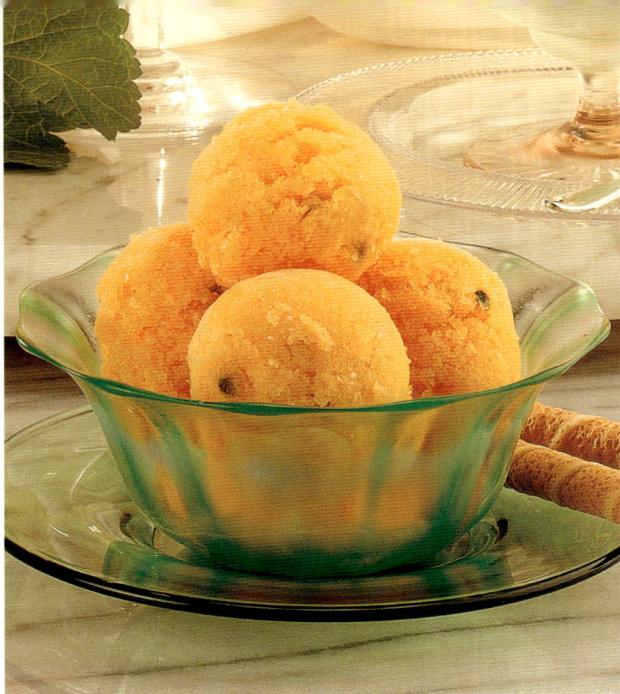

Mango-Passionsfrucht-Sorbet

Für 4 Personen – Vorbereitung: 10–15 Minuten, ohne Kühl- und Gefrierzeit – Garzeit: etwa 4 Minuten

Pro Portion: 125 kcal/535 kJ, 2 g Eiweiß, 31 g Kohlenhydrate, 2 g Ballaststoffe

2	reife Mangos
4	Passionsfrüchte
1	EL Zitronensaft
75 g	feiner Zucker
150 ml	Wasser
1–2	Eiweiß (nach Belieben)

1 Mangos schälen und das Fruchtfleisch vom Stein lösen. Passionsfrüchte halbieren und das Fruchtfleisch herausschneiden. Fruchtfleisch in einer Küchenmaschine oder mit einem Mixer pürieren oder durch ein Sieb streichen.

2 Zitronensaft, Zucker und Wasser in einen Topf geben. Erhitzen, bis sich der Zucker vollständig aufgelöst hat. Das Fruchtpüree unterrühren und abkühlen lassen.

3 Die Mischung in einen TK-Behälter füllen, verschließen und fest gefrieren lassen, ein- oder zweimal umrühren.

4 Nach Belieben Eiweiß steif schlagen und unter das Püree rühren, wenn es leicht angefroren ist. Das Volumen vergrößert sich dadurch, das Eiweiß nimmt allerdings ein wenig vom Fruchtgeschmack.

5 Das Sorbet 15 Minuten vor dem Servieren in den Kühlschrank stellen.

„Mächtiges" Müsli

Für 6 Personen – Vorbereitung: 5 Minuten, ohne Kühlzeit – Garzeit: 20 Minuten
Pro Portion: 298 kcal/1250 kJ, 9 g Eiweiß, 36 g Kohlenhydrate, 14 g Fett, 3 g Ballaststoffe

50 g	**Sonnenblumenkerne**
50 g	**Kürbiskerne**
1	**EL Sesamsamen**
1	**EL Kokosraspel**
2	**EL Leinsamen**
75 g	**Sultaninen**
175 g	**Haferflocken**
2	**EL brauner Zucker**
	oder 1 EL flüssiger Honig
	oder Ahornsirup (nach Belieben)

Zum Servieren:
**geschälte und klein geschnittene
Früchte, etwa Papayas, Mangos,
Bananen, Pfirsiche, Erdbeeren und
Äpfel
Joghurt**

1 Sonnenblumenkerne, Kürbiskerne und Sesamsamen vermengen und zusammen mit den Kokosraspel auf ein Backblech geben. Im vorgeheizten Backofen auf 200 °C (Gas Stufe 6) 5–8 Minuten leicht bräunen. Anschließend zusammen mit den Leinsamen und den Sultaninen in eine Schüssel geben.

2 Haferflocken mit Zucker, Honig oder Ahornsirup vermischen und die Masse auf ein Backblech geben. Etwa 10–15 Minuten im Backofen garen, bis die Haferflocken leicht gebräunt sind. Entstehende Klümpchen sofort auseinander rühren.

3 Haferflocken aus dem Backofen nehmen und 5 Minuten abkühlen lassen. Klumpen auseinander drücken. Vollständig abkühlen lassen, anschließend mit den Samen und Sultaninen vermengen. Sobald alle Zutaten völlig abgekühlt sind, in ein luftdicht verschließbares Gefäß füllen.

4 Zum Servieren Müsli mit Früchten bestreuen, Joghurt darauf geben.

Gefüllte Feigen

Für 4 Personen – Vorbereitung: 10–15 Minuten
Pro Portion: 120 kcal/518 kJ, 4 g Eiweiß, 202 g Kohlenhydrate, 3 g Fett

12	**reife frische Feigen**
3	**EL gemahlene Mandeln**
125 g	**frische Himbeeren**
1	**EL flüssiger Honig**
4	**Weinblätter, in warmem Wasser eingeweicht und getrocknet, zum Servieren**

1 Die harten Stiele aus den Feigen herausschneiden. Die Feigen oben kreuzweise einschneiden und vorsichtig auseinander ziehen.

2 Mandeln, Himbeeren und Honig vermengen.

3 Jeweils 1 Weinblatt auf einen Teller legen. Jeweils 3 Feigen darauf setzen und mit dem Himbeer-Mandel-Püree füllen.

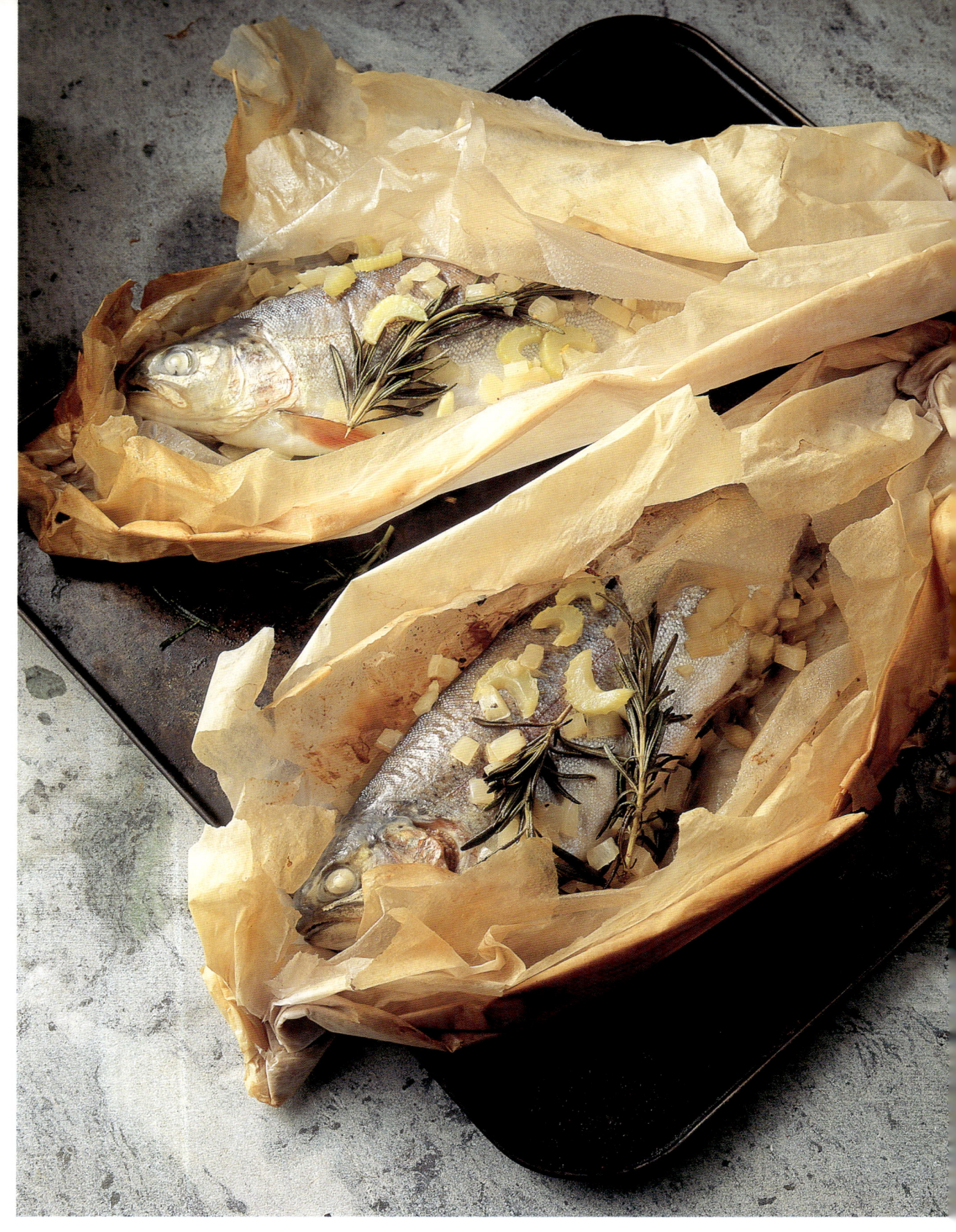

Kapitel 7

Eine ausgewogene und nährstoffreiche Ernährung ist das A und O für jeden von uns. Für Menschen, die unter dem Reizdarm-Syndrom leiden, spielt die Ernährung jedoch eine noch weitaus bedeutendere Rolle –sie kann Symptome auslösen oder lindern. Häufig können Betroffene ihre Beschwerden besser in den Griff bekommen, wenn sie täglich mehrere kleine, leichte Mahlzeiten statt drei schwerer zu sich nehmen. In diesem Rezeptkapitel finden Sie Ideen für Vorspeisen und Salate, leichte Mahlzeiten, Hauptmahlzeiten und Desserts. Alle sind geeignet, Ihre Gesundheit und Ihr Wohlbefinden zu stärken.

Da jeder Betroffene anders reagiert, werden Ihnen sicherlich einige Rezepte besser bekommen als andere. Mit einigem Ausprobieren gelingt es Ihnen aber bestimmt, dass für Sie Beste herauszufinden. Fühlen Sie sich, was die Zutaten anbetrifft, nicht gebunden: Wenn ein Rezept etwas enthält, das Ihnen nicht bekommt oder was Sie nicht mögen, tauschen Sie es durch etwas anderes aus. Die Betonung liegt darauf, dass Sie Ihre Freude am Essen wiedererlangen, indem Sie gesunde, köstliche Gerichte zubereiten, die gut schmecken und gut aussehen. Guten Appetit!

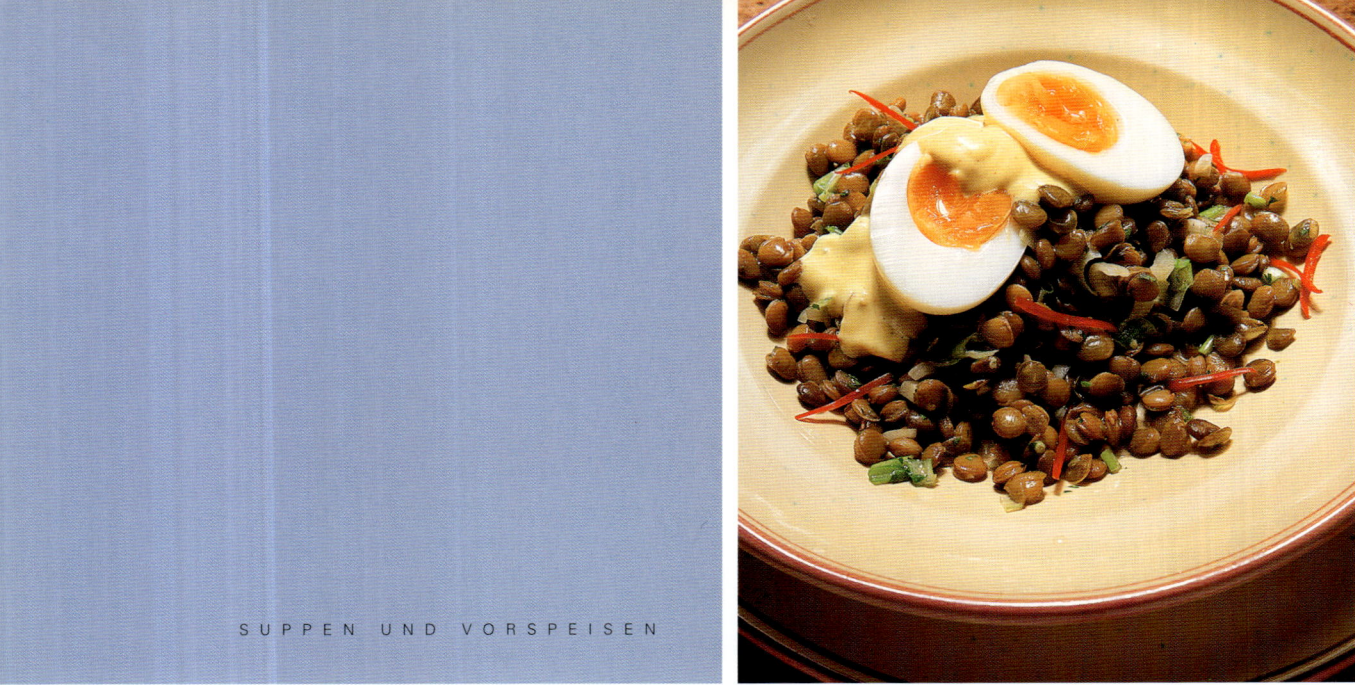

Grüne Linsen mit Ei und Würzmayonnaise

Für 4 Personen – Vorbereitung: 10 Minuten

Pro Portion: 558 kcal/2310 kJ, 16 g Eiweiß, 48 g Kohlenhydrate, 18 g Fett, 2 g Ballaststoffe

425 g	grüne Linsen (aus der Dose)
4	Frühlingszwiebeln, fein gehackt
2	EL gehackter Koriander
1	EL Olivenöl
1	TL Zitronen- oder Limonenschale
	Salz und Pfeffer
4	hart gekochte Eier
	feine rote-Chili-Streifen zum Garnieren (nach Belieben)

Für das Dressing (nach Belieben):

6	EL Mayonnaise
1–2	EL milde Currypaste

1 Die Linsen in ein Sieb geben, gut abspülen und abtropfen lassen. Zusammen mit den Frühlingszwiebeln, Koriander, Olivenöl und Zitronen- oder Limonenschale in eine Schüssel geben. Mit Salz und Pfeffer würzen und umrühren.

2 Für das Dressing (nach Belieben) alle Zutaten miteinander cremig verrühren.

3 Zum Servieren Linsenmischung auf 4 Teller verteilen. Jeweils mit etwas von dem Dressing bedecken und ein Ei (halbiert oder in Scheiben geschnitten) darauf legen. Nach Belieben jede Portion mit Chili garnieren.

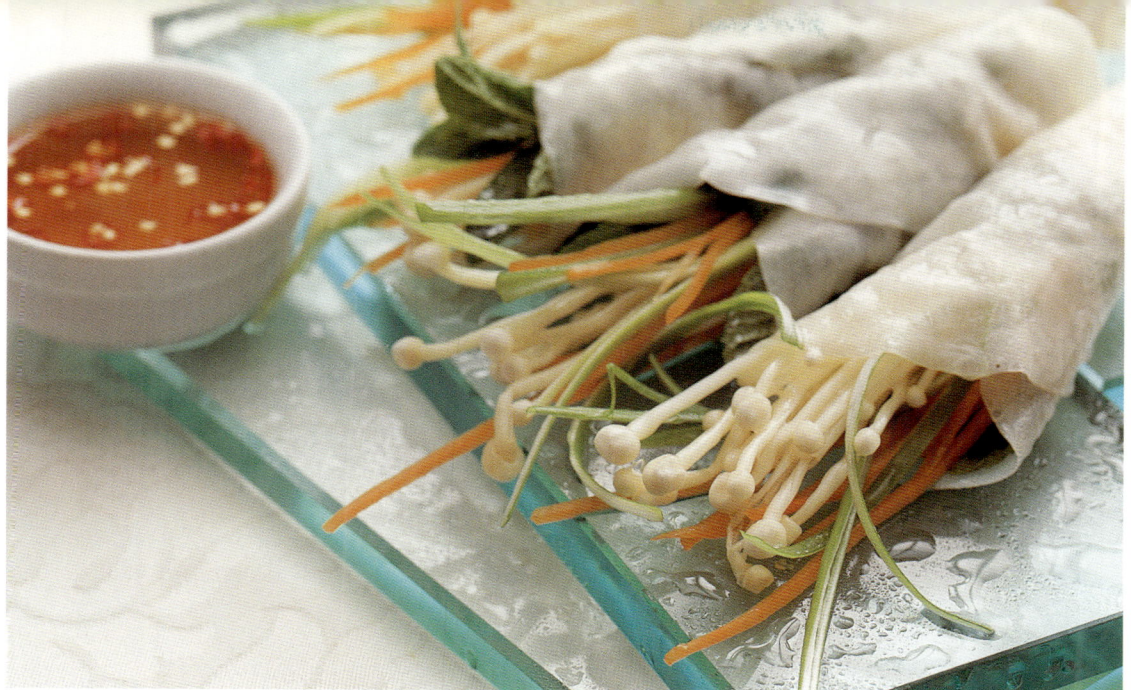

Vietnamesische Salatrollen mit Dip

Für 4 Personen – Vorbereitung: 15 Minuten
Pro Portion: 133 kcal/555 kJ, 3 g Eiweiß, 28 g Kohlenhydrate, 3 g Ballaststoffe

12	kleine Reispapier-Frühlingsrollen-Hüllen
1	Möhre, in Stifte geschnitten
1	Salatgurke, längs halbiert, entkernt und in dünne Stifte geschnitten
125 g	Bohnensprossen
2	Frühlingszwiebeln, fein zerkleinert
15 g	Minzeblätter
15 g	Korianderblätter

Für den Dip:

2	EL Thai-Fischsauce
3	EL Limonensaft
2	TL feiner Zucker
1	kleine rote Chili, entkernt und in feine Scheiben geschnitten (nach Belieben)

1 Die Teighüllen etwa 1–2 Minuten in heißem Wasser einweichen. Gut abtropfen lassen.

2 Die Teighüllen auf eine saubere Arbeitsfläche legen und mit einem feuchten Küchenhandtuch zudecken.

3 Möhre, Gurke, Bohnensprossen, Frühlingszwiebeln, Minze und Koriander auf die Hüllen legen. Die Teighüllen so zusammenrollen, dass das Gemüse wie ein Päckchen verschnürt ist. Auf eine Platte legen und wieder zudecken.

4 Für den Dip alle Zutaten vermengen. Die Frühlingsrollen auf eine Servierplatte oder auf einzelne Teller legen und mit dem Dip servieren.

Fava

Für 4 Personen – Vorbereitung: 5 Minuten – Garzeit: 40–45 Minuten
Pro Portion: 170 kcal/709 kJ, 3 g Eiweiß, 8 g Kohlenhydrate, 14 g Fett, 2 g Ballaststoffe

50 g	gelbe Spalterbsen, abgespült
4	EL extra natives Olivenöl
1	kleine Knoblauchzehe, zerdrückt
1	EL Zitronensaft
¼	TL gemahlener Kreuzkümmel (Cumin)
½	TL Senfpulver
1	Prise Cayennepfeffer
	Salz und Pfeffer

Zum Garnieren:

1	EL gehackte Petersilie
1	EL gehackte rote Paprika
1	Prise Cayennepfeffer
1	EL extra natives Olivenöl

1 Erbsen in einen Topf geben und mit reichlich kaltem Wasser bedecken. Aufkochen und bei schwacher Hitze unter gelegentlichem Umrühren 30–35 Minuten köcheln, bis das Wasser vollständig aufgenommen wurde. Abkühlen lassen.

2 Erbsen zusammen mit den restlichen Zutaten in eine Küchenmaschine oder einen Mixer geben. Mit Salz und Pfeffer würzen und pürieren. Evtl. 2–3 Esslöffel Wasser zufügen, falls das Erbsenpüree zu dick ist.

3 In eine Servierschüssel füllen und mit Petersilie, Paprika und Cayennpfeffer bestreuen. Dazu schmeckt vorbereitete Rohkost und warmes Pitta-Brot zum Dippen.

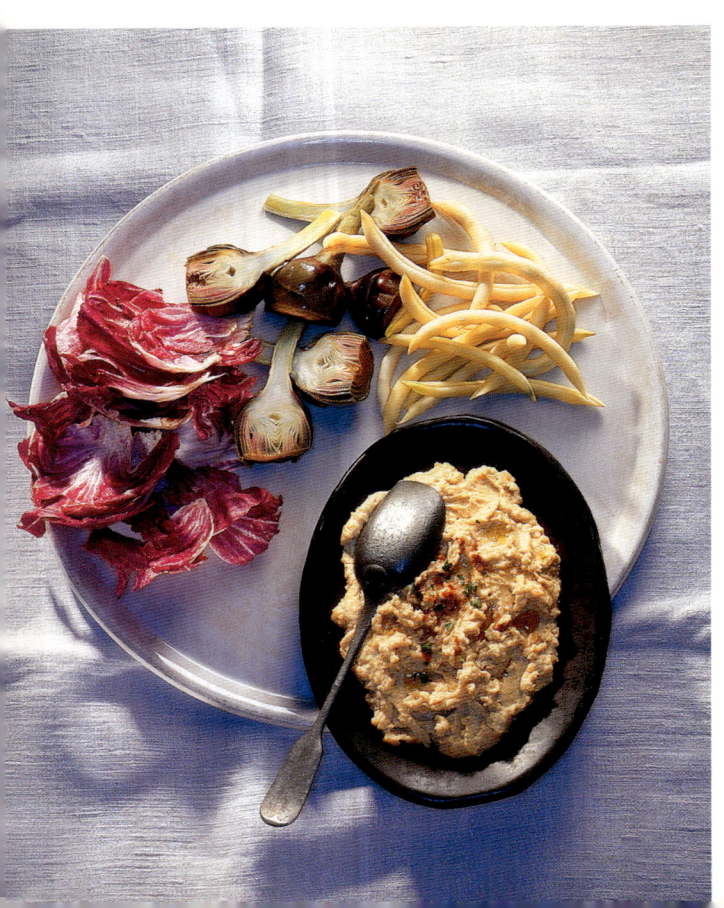

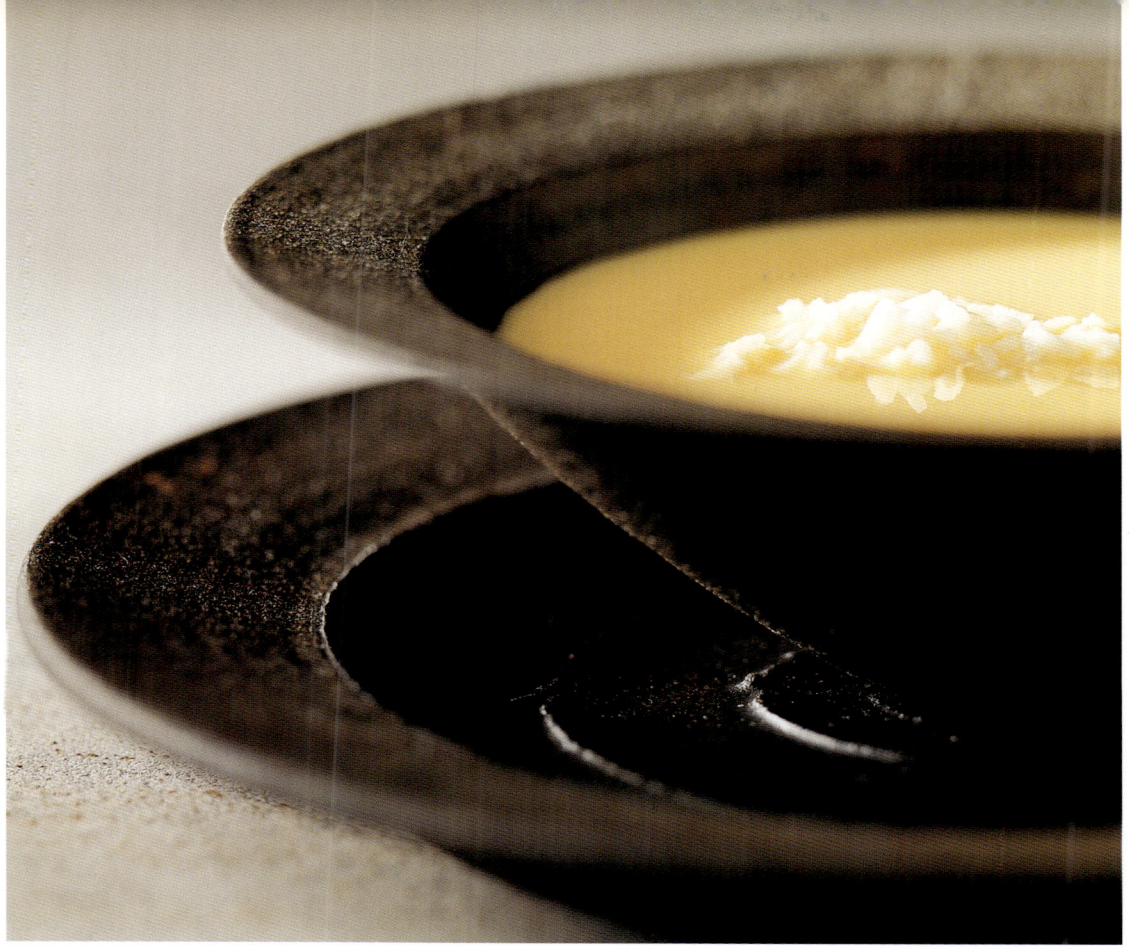

Avgolemono

Für 6 Personen – Vorbereitung: ca. 10 Minuten – Garzeit: 25 Minuten
Pro Portion: 55 kcal/234 kJ, 3 g Eiweiß, 7 g Kohlenhycrate, 2 g Fett

1,5 l	**Hühnerbrühe (siehe Seite 107)**
50 g	**weißer Langkornreis**
	Salz
2	**Eier**
2–3	**EL Zitronensaft**
1	**EL gehackte Petersilie (nach Belieben)**
	Pfeffer

1 1 Liter Brühe und Reis zusammen mit ½ Teelöffel Salz in einen Topf geben und aufkochen lassen. Anschließend bei schwacher Hitze zugedeckt 20 Minuten köcheln lassen. Einmal umrühren.

2 Die Eier in eine Schüssel geben und mit dem Zitronensaft verrühren. Eine Schöpfkelle Brühe zufügen, mit den Eiern verrühren, eine weitere Kelle zufügen und alles gut aufschlagen.

3 Restliche Brühe unter die Reismischung rühren und aufkochen lassen. Den Topf vom Herd nehmen und die Ei-Zitronen-Mischung unterrühren. Unter Rühren weitere 2 Minuten köcheln, mit Salz und Pfeffer abschmecken. Mit Petersilie (nach Belieben) bestreuen.

Gelbe-Paprika-Suppe

Für 8 Personen – Vorbereitung: 15–20 Minuten – Garzeit: 50–55 Minuten
Pro Portion: 88 kcal/367 kJ, 1 g Eiweiß, 9 g Kohlenhydrate, 5 g Fett, 2 g Ballaststoffe

3	gelbe Paprika, entstielt, entkernt, weiße Trennwände entfernt
50 g	Butter oder Margarine
1	kleine Zwiebel, gehackt
1,2 l	Gemüsebrühe
1	TL mildes Currypulver
¼	TL Gelbwurz (Kurkuma)
1	EL gehackter Koriander
300 g	Kartoffeln, gehackt
	Salz

1 1 Paprika fein hacken und in einen Topf geben. Die anderen beiden Schoten grob hacken.

2 25 Gramm von der Butter schmelzen lassen und Zwiebel und grob gehackte Paprika darin 5 Minuten unter ständigem Rühren andünsten. Brühe, Curry, Gelbwurz und Koriander hinzugeben, zum Schluss die Kartoffeln unterrühren. Mit Salz abschmecken. Aufkochen und anschließend bei schwacher Hitze halb zugedeckt 40–45 Minuten köcheln lassen.

3 Restliche Butter mit der fein gehackten Paprika in einen kleinen Topf geben. Die Paprika weich dünsten. Zum Garnieren beiseite stellen.

4 Die Zwiebel-Paprika-Kartoffel-Mischung portionsweise pürieren. Das Püree in einen sauberen Topf füllen und langsam erwärmen. Die Suppen in vorgewärmten Schalen servieren, mit der Paprika ganieren.

Fenchelsuppe

Für 4 Personen – Vorbereitung: 5 Minuten – Garzeit: 20 Minuten
Pro Portion: 38 kcal/158 kJ, 3 g Eiweiß, 4 g Kohlenhydrate, 1 g Fett, 1 g Ballaststoffe

2	Fenchelknollen, mit Blättern
1	Zwiebel, fein gehackt
600 ml	Hühnerbrühe (siehe Seite gegenüber)
150 ml	entrahmte Milch
	Salz und Pfeffer
1	TL Pesto
	kleine Vollkorn-Croûtons zum Servieren

1 Die kleinen Blätter vom Fenchel abtrennen und zum Garnieren beiseite legen. Die Knollen klein schneiden.

2 Fenchel zusammen mit der Zwiebel, Hühnerbrühe, Milch und Salz und Pfeffer in einen Topf geben. Zum Kochen bringen und bei schwacher Hitze etwa 20 Minuten köcheln lassen, bis der Fenchel weich ist.

3 Die Suppe abkühlen lassen. Anschließend in einer Küchenmaschine oder mit einem Mixer fein pürieren. In einen sauberen Topf füllen, Pesto unterrühren und langsam erwärmen.

4 Die Suppe in vorgewärmte Schalen füllen. Mit Fenchelblättern garnieren und mit den Croûtons servieren.

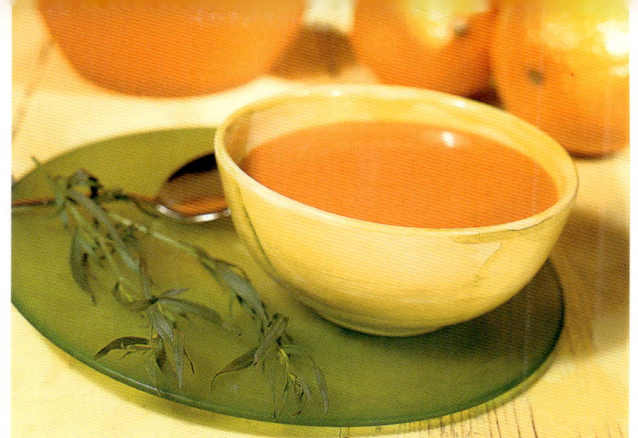

Tomaten-Orangen-Estragon-Suppe

Für 8 Personen – Vorbereitung: 15 Minuten – Garzeit: ca. 30 Minuten
Pro Portion: 84 kcal/358 kJ, 2 g Eiweiß, 15 g Kohlenhydrate, 2 g Fett, 4 g Ballaststoffe

1	EL Pflanzenöl
1	Zwiebel, in Scheiben geschnitten
175 g	Kartoffeln, gewürfelt
1,75 kg	Tomaten, gehackt
2	EL gehackter Estragon
1	Knoblauchzehe, zerdrückt
500 ml	Hühnerbrühe (siehe unten)
	Salz und Pfeffer
250 ml	Orangensaft
1	TL geriebene Orangenschale
	Estragon- und Petersilienzweige
	zum Garnieren

1 Das Öl in einer Pfanne bei mittlerer Hitze erwärmen. Zwiebel und Kartoffeln darin 2–3 Minuten sautieren, die Zwiebel sollte glasig sein.

2 Tomaten, Estragon, Knoblauch, Brühe und Salz und Pfeffer hinzugeben. Aufkochen und anschließend bei schwacher Hitze zugedeckt 20–25 Minuten köcheln lassen. Das Gemüse sollte gar sein.

3 Langsam abkühlen lassen. Dann die Suppe in einer Küchenmaschine oder mit einem Mixer pürieren, durch ein Sieb streichen. Die im Sieb befindlichen Reste entfernen.

4 Orangensaft und -schale unterrühren. Warm oder kalt servieren, mit Estragon und Petersilie garnieren.

Hühnerbrühe

Ergibt 1 Liter – Vorbereitung: 5–10 Minuten – Garzeit: 1¾ Stunden

1,5 kg	Huhn
2,5 l	Wasser
1	Bouquet garni
1	kleines Bund Estragon
1	kleine Zwiebel, mit 3 Nelken gespickt
	Salz und Pfeffer

1 Das Huhn in einen großen Suppentopf legen, Wasser zugießen. Langsam zum Kochen bringen. Den entstehenden Schaum abschöpfen. Bouquet garni, Estragon, Zwiebel, Salz und Pfeffer zufügen. Bei schwacher Hitze 1½ Stunden köcheln lassen, dabei hin und wieder den Schaum abschöpfen. Die Brühe durch ein Haarsieb abgießen.

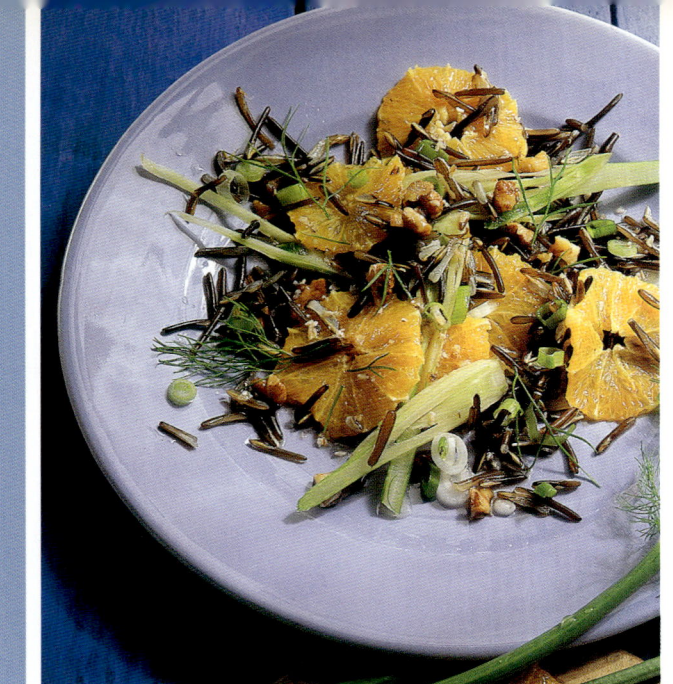

Wildreis-Orangen-Walnusssalat

Für 4 Personen – Vorbereitung: 25 Minuten – Garzeit: ca. 30 Minuten
Pro Portion: 337 kcal/1407 kJ, 8 g Eiweiß, 56 g Kohlenhydrate, 9 g Fett, 2 g Ballaststoffe

250 g	**Wildreis**
2	**kleine Orangen**
1	**kleine Fenchelknolle**
3	**Frühlingszwiebeln, fein gehackt**
50 g	**Walnussstücke**
	Salz und Pfeffer

1 Einen großen Topf Wasser zum Kochen bringen. Wildreis hinzufügen und 30 Minuten bei schwacher Hitze köcheln lassen. Den Reis anschließend in einem Sieb abgießen, mit kaltem Wasser abspülen und abtropfen lassen. Den Wildreis in eine Schüssel geben.

2 Orangen mit einem kleinen, scharfen Messer schälen, dabei auch die weißen Trennhäute entfernen. So klein wie möglich schneiden und zum Reis geben. Die Fenchelknolle vom Strunk befreien und klein schneiden. Die Blättchen aufbewahren. Fenchel mit den Frühlingszwiebeln zum Salat geben.

3 Walnüsse auf ein Backblech legen und unter dem vorgeheizten Grill leicht bräunen. Zum Salat geben, den Salat mit Salz und Pfeffer würzen.

4 Zum Servieren die Fenchelblättchen darüber streuen.

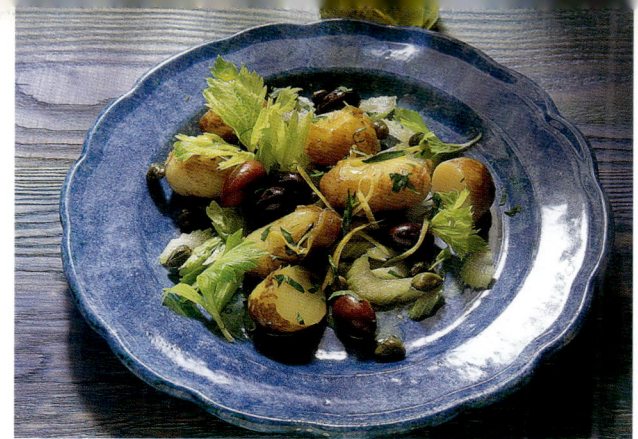

Kartoffel-Sellerie-Salat

Für 4–6 Personen – Vorbereitung: 10 Minuten, ohne Kühlzeit – Garzeit: ca. 12 Minuten
Pro Portion: 236 kcal/980 kJ, 3 g Eiweiß, 21 g Kohlenhydrate, 16 g Fett, 3 g Ballaststoffe

500 g	**kleine, neue, fest kochende Kartoffeln, geschrubbt**
6	**Selleriestangen, möglichst mit Blättern**
75 g	**schwarze Oliven**
3	**EL Kapern, abgespült und abgetropft**
	einige Petersilienstängel, grob gehackt
	Salz und Pfeffer
1	**Portion Estragon-Zitronen-Dressing (siehe unten)**

1 Wasser in einem Topf aufkochen. Kartoffeln hinzugeben und in etwa 12 Minuten gar kochen. In einem Sieb abgießen und mit kaltem Wasser abspülen. Abtropfen und abkühlen lassen.

2 Sellerie schräg in Stücke schneiden, die Blätter grob hacken. Zusammen mit den Oliven, Kapern und der Petersilie in eine Schüssel geben. Die erkalteten Kartoffeln zugeben und mit Salz und Pfeffer würzen.

3 Das Dressing über den Salat geben, gut vermengen und servieren.

Estragon-Zitronen-Dressing

Ergibt 75 Milliliter – Vorbereitung: 5 Minuten
Pro Portion: 500 kcal/2065 kJ, 1 g Eiweiß, 1 g Kohlenhydrate, 55 g Fett

2	**EL Estragonessig**
1	**TL fein geriebene Zitronenschale**
¼	**TL Dijonsenf**
1	**EL gehackter Estragon**
1	**Prise Zucker**
	Salz und Pfeffer
5	**EL Olivenöl oder Traubenöl**

1 Essig, Zitronenschale, Senf und Estragon in eine kleine Schüssel geben. Zucker, Salz und Pfeffer zufügen und gut durchrühren. Nach und nach das Öl unterschlagen.

Alternativ alle Zutaten in ein Rührgefäß geben und gut durchschütteln.

Gegrillter Spargelsalat

Für 4 Personen – Vorbereitung: 15 Minuten – Garzeit: ca. 7 Minuten
Pro Portion: 207 kcal/850 kJ, 4 g Eiweiß, 4 g Kohlenhydrate, 20 g Fett, 2 g Ballaststoffe

500 g	**Spargel**
3	**EL Olivenöl**
	Salz und Pfeffer
	etwa 50 g Rauke (Rucola)
	etwa 50 g Kopfsalat
2	**Frühlingszwiebeln, fein gehackt**
3–4	**Radieschen, dünn geschnitten**
6	**EL Estragon-Zitronen-Dressing (siehe Seite 109) oder Klassisches französisches Dressing (siehe gegenüber)**

Zum Garnieren:
grob gehackte Kräuter (etwa Estragon, Petersilie, Kerbel, Dill)
dünne Streifen Zitronenschale

1 Spargel schälen und die unteren Enden abschneiden. Spargel in einer Schicht auf ein Backblech legen und mit Olivenöl bestreichen. Unter einem vorgeheizten Grill etwa 7 Minuten garen. Dabei einmal wenden. Mit einem spitzen Messer in den Spargel einstechen, um zu prüfen, ob er gar ist. Mit Salz und Pfeffer bestreuen und abkühlen lassen.

2 Rauke und Kopfsalat auf einem Servierteller anrichten. Frühlingszwiebel und Radieschen darüber streuen.

3 Spargel neben den Salatblättern anrichten und mit dem Dressing beträufeln. Mit Kräutern und Zitronenschale garnieren.

Gurken-Dill-Salat

Für 4–6 Personen – Vorbereitung: 15 Minuten, ohne Ziehzeit
Pro Portion: 47 kcal/237 kJ, 3 g Eiweiß, 2 g Kohlenhydrate, 4 g Fett

1	**Salatgurke, geschält und in sehr dünne Scheiben geschnitten**
2	**TL Salz**
	Dillzweige zum Garnieren

Für das Dressing:
4	**EL Naturjoghurt oder griechischer Joghurt**
1	**TL Weißweinessig**
2	**EL gehackter Dill**
	Pfeffer

1 Gurkenscheiben in ein Sieb legen, mit Salz bestreuen und 20–30 Minuten zum Wasserziehen stehen lassen. Gurke anschließend mit kaltem Wasser abspülen, abtropfen lassen und in eine Salatschüssel füllen.

2 Für das Joghurt-Dressing alle Zutaten gut miteinander vermengen.

3 Das Dressing über die Gurken geben und leicht miteinander vermengen. Mit Dillzweigen garnieren.

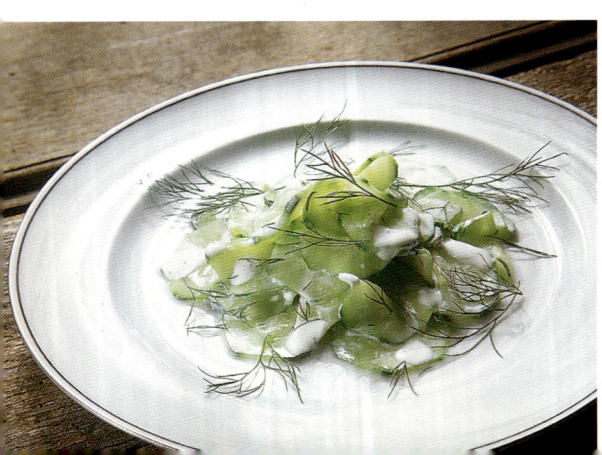

Klassisches französisches Dressing

Ergibt ca. 150 Millliliter – Vorbereitung: 5 Minuten
Pro Portion: 627 kcal/2580 kJ, 2 g Eiweiß, 4 g Kohlenhydrate, 67 g Fett

2   EL Rotwein- oder Weißweinessig
1–2 Knoblauchzehen, zerdrückt
2   TL Dijonsenf
¼   TL feiner Zucker
    Salz und Pfeffer
6   EL Olivenöl

1 Essig, Knoblauch, Senf und Zucker vermischen. Salz und Pfeffer zufügen und gut miteinander verrühren.

2 Nach und nach das Öl untermengen. Evtl. mit Salz und Pfeffer nachwürzen.

Alternativ alle Zutaten in ein Rührgefäß geben und gut durchschütteln.

Butterkürbis und Wildspinat-Salat

Für 4–6 Personen – Vorbereitung: 15 Minuten – Garzeit: 10 Minuten
Pro Portion: 250 kcal/1040 kJ, 4 g Eiweiß, 17 g Kohlenhydrate, 19 g Fett, 2 g Ballaststoffe

1   mittelgroßer Butterkürbis (ca. 750 g)
2   EL extra natives Olivenöl
25 g Pinienkerne
175 g junger Spinat
6   EL klassisches französisches Dressing (siehe oben) oder Estragon-Zitronen-Dressing (siehe Seite 109)
1   EL gehackte Petersilie
    Meersalz und Pfeffer

1 Den Kürbis schälen, Samen entfernen. Kürbisfleisch in 1,5 cm große Würfel schneiden.

2 Kürbis in kochendem Wasser 4–5 Minuten garen. In einem Sieb abgießen und unter fließend kaltem Wasser abspülen, abtropfen lassen.

3 In der Zwischenzeit 1 Esslöffel Olivenöl in einer Pfanne erhitzen. Pinienkerne bei mittlerer Hitze etwa 1 Minute darin bräunen. Herausnehmen und abkühlen lassen.

4 Restliches Öl in die Pfanne geben und den Spinat darin bei starker Hitze einige Sekunden welk werden lassen. Die Pfanne vom Herd nehmen.

5 Kürbis, Pinienkerne und Spinat in eine große Salatschüssel geben. Die Zutaten vorsichtig miteinander mischen. Mit Salz und Pfeffer abschmecken.

6 Die Zutaten für das Dressing verrühren und das Dressing über den Salat träufeln. Mit Petersilie garnieren.

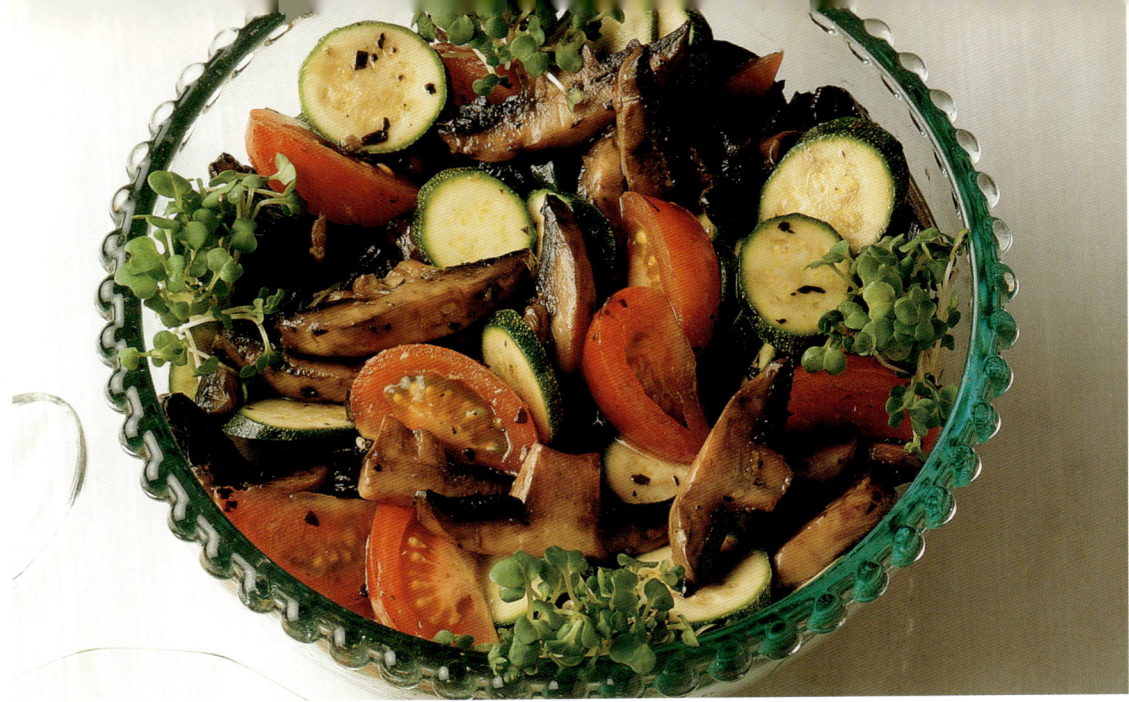

Pilz-Zucchini-Tomatensalat

Für 4 Personen – Vorbereitung: 10 Minuten

Pro Portion: 47 kcal/200 kJ, 3 g Eiweiß, 8 g Kohlenhydrate, 1 g Fett, 2 g Ballaststoffe

6	große Pilze, in Scheiben geschnitten
4	Zucchini, in dünne Scheiben geschnitten
4	Tomaten, enthäutet und geviertelt
1	EL gehacktes Basilikum
1	Beet Kresse
	Zitrusdressing (siehe unten) zum Servieren

1 Pilze, Zucchini und Tomaten in eine Salatschüssel geben und mit Basilikum bestreuen.

2 Kressezweige rund um den Salat arrangieren. Mit dem Zitrusdressing servieren.

Zitrusdressing

Ergibt 125 Milliliter – Vorbereitung: 5 Minuten

Pro Portion: 40 kcal/170 kJ, 1 g Eiweiß, 10 g Kohlenhydrate

100 ml	Orangensaft
2	EL Limonensaft
1	EL Zitronensaft
1	Apfelessig
½	TL Süßstoff
	Pfeffer

1 Alle Dressingzutaten in ein Rührgefäß geben und kräftig durchschütteln.

Caponata

Für 6 Personen – Vorbereitung: 20–30 Minuten, ohne Ziehzeit – Garzeit: 1¼ Stunden
Pro Portion: 95 kcal/398 kJ, 3 g Eiweiß, 7 g Kohlenhydrate, 6 g Fett, 5 g Ballaststoffe

3	Auberginen, in 1 cm große Stücke geschnitten
	Salz
2	EL Olivenöl
1	Zwiebel, dick geschnitten
2	Selleriestangen, gewürfelt
150 ml	Passata
3	EL Weinessig
	je 1 gelbe und rote Paprika, entstielt, entkernt, weiße Trennwände entfernt und dünn geschnitten
25 g	Ancovisfilet, in warmem Wasser eingeweicht, abgespült und abgetropft
50 g	Kapern, grob gehackt
je 25 g	schwarze und grüne Oliven, entsteint und in Scheiben geschnitten
2	EL gehackte Petersilie zum Servieren

1 Auberginen in ein Sieb legen, mit Salz bestreuen und 15–20 Minuten Saft ziehen lassen. Unter fließend kaltem Wasser abspülen, bis das Salz entfernt ist und auf Küchenpapier abtropfen lassen.

2 Öl in einem Topf erhitzen und die Zwiebel darin goldgelb sautieren. Sellerie zufügen und 2–3 Minuten garen. Auberginen zugeben und weitere 3 Minuten kochen, gelegentlich wenden. Passata einrühren und einkochen lassen. Essig zugießen und 1 Minute erhitzen. Paprika, Anchovis, Kapern und Oliven zugeben und weitere 3 Minuten kochen.

6 Die Mischung in eine feuerfeste Form füllen. Im vorgeheizten Backofen bei 180 °C (Gas Stufe 4) etwa 1 Stunde garen. Lauwarm oder kalt mit der gehackten Petersilie servieren.

Bratgemüse

Für 4 Personen – Vorbereitung: 15–20 Minuten – Garzeit: 3–5 Minuten
Pro Portion: 66 kcal/275 kJ, 3 g Eiweiß, 7 g Kohlenhydrate, 3 g Fett, 3 g Ballaststoffe

1	EL Pflanzenöl
125 g	Bambuskeime, dünn geschnitten
50 g	Zuckererbsen
125 g	Möhren, dünn geschnitten
50 g	Brokkoliröschen
125 g	frische Bohnensprossen, abgespült
je 1	TL Salz und Zucker
1	EL Brühe oder Wasser (nach Belieben)

1 Das Öl in einem erhitzten Wok oder einer Pfanne erhitzen. Bambuskeime, Zuckererbsen, Möhren und Brokkoli hineingeben und etwa 1 Minute darin braten.

2 Bohnensprossen, Salz und Zucker unterrühren. Unter Rühren 1 weitere Minute dünsten, dann Brühe oder Wasser zugeben, falls nötig. Das Gemüse nicht zu lange kochen, es ist dann nicht mehr kross. Heiß servieren.

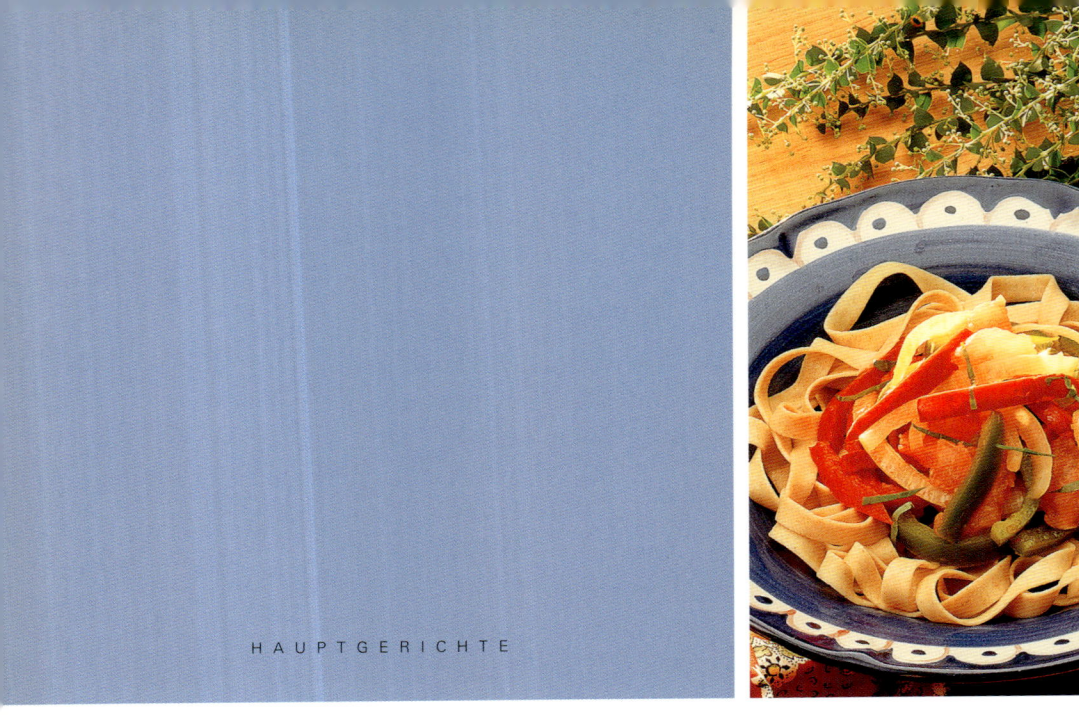

Peperonata mit Vollkornnudeln

Für 6 Personen – Vorbereitung: 20–25 Minuten – Garzeit: 20 Minuten
Pro Portion: 170 kcal/720 kJ, 6 g Eiweiß, 28 g Kohlenhydrate, 5 g Fett, 5 g Ballaststoffe

2	**EL Olivenöl**
1	**große Zwiebel, dünn geschnitten**
1	**große Knoblauchzehe, zerdrückt**
	je 2 rote und 2 grüne Paprika, entstielt, entkernt, weiße Trennwände entfernt und gehackt
375 g	**Tomaten, enthäutet, entkernt und gehackt**
1	**EL gehacktes Basilikum**
	Salz und Pfeffer
175 g	**Vollkornnudeln**
	Basilikumzweige zum Garnieren (nach Belieben)

1 1 Esslöffel Öl in einer tiefen Pfanne erhitzen. Zwiebel und Knoblauch darin andünsten (nicht bräunen). Paprika, Tomaten, Basilikum, Salz und Pfeffer zufügen. Zugedeckt 10 Minuten köcheln lassen.

2 Die Flüssigkeit aus der Pfanne abgießen und bei ziemlich hoher Hitze weiterköcheln, bis die gesamte Restflüssigkeit absorbiert ist. Das Gemüse warm halten.

3 In der Zwischenzeit die Nudeln in reichlich Salzwasser bissfest garen. Nudeln gut abtropfen lassen, dann mit dem restlichen Olivenöl vermengen. Mit Salz und Pfeffer würzen.

4 Die Nudeln auf 4 Teller füllen und mit dem Peperonata bedecken. Mit Basilikum garnieren und servieren.

Spaghetti mit Drei-Kräuter-Sauce

Für 4 Personen – Vorbereitung: 15 Minuten – Garzeit: 10–12 Minuten
Pro Portion: 354 kcal/1500 kJ, 12 g Eiweiß, 70 g Kohlenhydrate, 5 g Fett, 5 g Ballaststoffe

3	EL gehackte Petersilie
1	EL gehackter Estragon
2	EL gehacktes Basilikum
1	EL Olivenöl
1	große Knoblauchzehe, zerdrückt
4	EL Hühnerbrühe (siehe Seite 107)
2	EL trockener Weißwein
	Salz und Pfeffer
375 g	Spaghetti (drei Farben)

1 Petersilie, Estragon, Basilikum, Olivenöl, Knoblauch, Hühnerbrühe und Weißwein, Salz und Pfeffer in einer Küchenmaschine oder mit einem Mixer fein pürieren.

2 Spaghetti in reichlich Salzwasser in 10–12 Minuten bissfest garen.

3 Spaghetti abtropfen lassen und in eine vorgewärmte Schüssel füllen. Die Kräutersauce darüber geben und gut mit den Nudeln vermengen. Sofort servieren.

Meeresfrüchte-Risotto

Für 4 Personen – Vorbereitung: 15 Minuten – Garzeit: ca. 35 Minuten
Pro Portion: 490 kcal/2065 kJ, 34 g Eiweiß, 64 g Kohlenhydrate, 13 g Fett, 4 g Ballaststoffe

50 g	Butter
1	Zwiebel, gehackt
je 1	gelbe und rote Paprika, entstielt, entkernt, weiße Trennwände entfernt und gehackt
4	Tomaten, enthäutet, entkernt und gehackt
375 g	Kabeljau, enthäutet und in mundgerechte Stücke geschnitten
8	Kammmuscheln, gesäubert
	Salz und Pfeffer
250 g	Reis
475 ml	heiße Brühe

Zum Garnieren:

1	EL fein gehackte Petersilie
2	EL frisch geriebener Parmesan

1 Die Hälfte der Butter in einer großen gusseisernen Pfanne schmelzen. Zwiebel, Paprika und Tomaten darin 1 Minute unter gelegentlichem Rühren anbraten.

2 Kabeljau und Muscheln hinzugeben und weitere 3 Minuten schmoren. Mit einem Schaumlöffel herausnehmen und in eine Schüssel geben. Mit Salz und Peffer würzen.

3 Restliche Butter in einem Topf schmelzen, den Reis darin unter Rühren 3 Minuten anbraten. Brühe und 1 Teelöffel Salz dazugeben. Aufkochen und anschließend bei schwacher Hitze zugedeckt 15 Minuten köcheln lassen, bis die Flüssigkeit aufgenommen ist.

4 Die Gemüse-Fisch-Mischung vorsichtig unter den Reis rühren und 2 Minuten erwärmen.

5 Das Risotto in eine vorgewärmte Servierschüssel füllen. Mit Petersilie garnieren und mit Parmesan bestreuen.

Schmortopf mit Schwein

Für 4 Personen – Vorbereitung: 10 Minuten – Garzeit: 35–40 Minuten
Pro Portion: 300 kcal/1260 kJ, 24 g Eiweiß, 35 g Kohlenhydrate, 8 g Fett, 6 g Ballaststoffe

375 g	mageres Schweinefleisch, gewürfelt
1	Zwiebel, klein geschnitten
150 g	Möhren, klein geschnitten
500 g	neue Kartoffeln, geschrubbt
400 ml	Fleischbrühe
2	Lorbeerblätter
125 g	TK-Erbsen
75 g	grüne Bohnen, gesäubert und Enden abgeschnitten
25 g	Speisestärke
50 ml	kaltes Wasser
	Pfeffer

1 Vom Schweinefleisch alles sichtbare Fett abschneiden. Zusammen mit der Zwiebel, Möhren, Kartoffeln, Brühe und Lorbeerblättern in einen Topf geben. Aufkochen und zugedeckt 30 Minuten gar köcheln lassen.

2 Unaufgetaute Erbsen und Bohnen zufügen. Speisestärke mit etwas Wasser verrühren und in den Schmortopf rühren. Wieder zum Kochen bringen, anschließen zugedeckt weitere 5 Minuten schmoren, gelegentlich umrühren.

3 Zum Servieren Lorbeerblätter entfernen und alles mit 1 Prise Pfeffer würzen.

Paprika-Rindfleisch

Für 6 Personen – Vorbereitung: 10 Minuten – Garzeit: 10–12 Minuten
Pro Portion: 159 kcal/663 kJ, 18 g Eiweiß, 4 g Kohlenhydrate, 7 g Fett, 1 g Ballaststoffe

1	EL Olivenöl
1	Zwiebel, dünn geschnitten
1	große Knoblauchzehe, in Streifen geschnitten
500 g	Filetsteak, in Streifen geschnitten
je 1	rote und grüne Paprika, entstielt, entkernt, weiße Trennwände entfernt, in Stücke geschnitten
1	EL Sojasauce
2	EL trockener Sherry
1	EL gehackter Rosmarin
	Salz und Pfeffer
	Naturreis zum Servieren

1 Olivenöl in einem Wok oder einer tiefen Pfanne erhitzen. Zwiebel und Knoblauch unter Rühren 2 Minuten braten.

2 Fleisch hinzugeben und kurz von allen Seiten unter Rühren anbraten.

3 Paprika unterrühren und 2 Minuten anbraten.

4 Sojasauce, Sherry, Rosmarin, Salz und Pfeffer hinzugeben und weitere 1–2 Minuten braten. Kochend heiß mit Naturreis servieren.

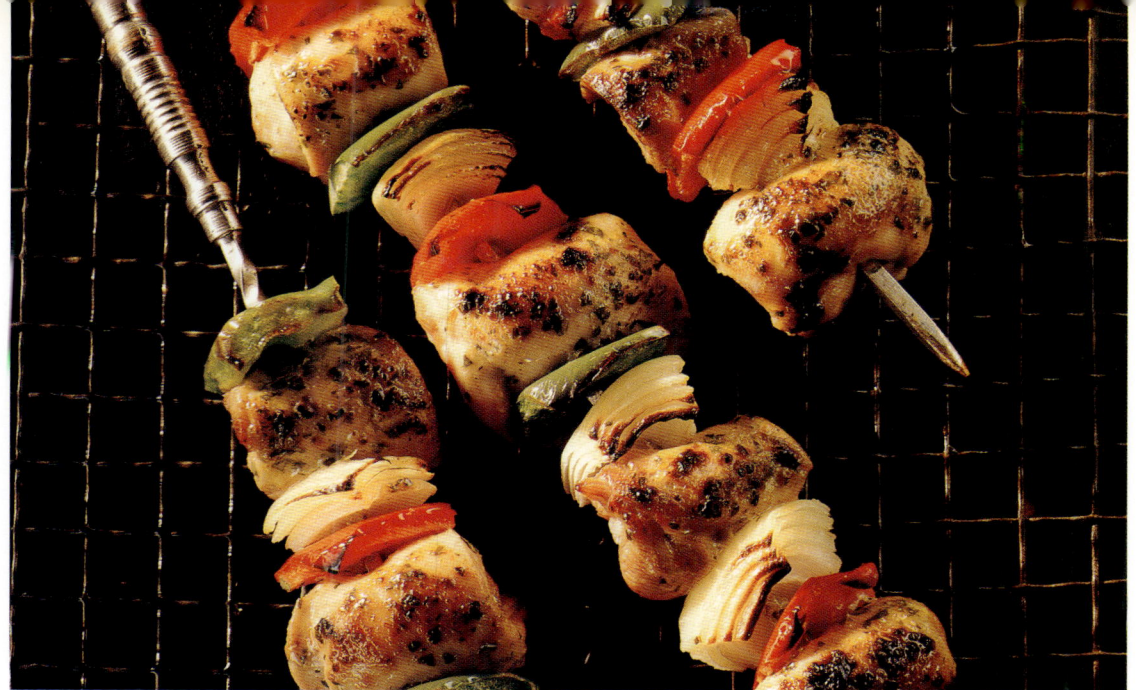

Hähnchen und süße Paprika-Kebabs

Für 4 Personen – Vorbereitung: 15 Minuten, ohne Marinierzeit – Garzeit: 20 Minuten
Pro Portion: 220 kcal/924 kJ, 21 g Eiweiß, 10 g Kohlenhydrate, 11 g Fett, 2 g Ballaststoffe

150 ml	**Naturjoghurt**
2	**EL natives Olivenöl**
2	**Knoblauchzehen, zerdrückt**
2	**EL gehackter Koriander**
2	**TL gemahlener Kreuzkümmel (Cumin)**
8	**Hähnchenschenkel, ohne Haut und Knochen, in große Stücke geschnitten**
1	**Zwiebel, in Stücke geschnitten**
je 1	**rote und grüne Paprika, entstielt, entkernt, weiße Trennwände entfernt, in Stücke geschnitten**
	Salz und Peffer

1 Joghurt, Öl, Knoblauch, Koriander und Kreuzkümmel mit Salz und Peffer vermengen. Die Fleischwürfel hineinlegen und gut mit der Marinade mischen. Zugedeckt bei Zimmertemperatur 30–60 Minuten marinieren.

2 Die Hähnchenstücke abwechselnd mit Paprika auf Kebabspieße stecken.

3 Kebabs auf den Rost einer Grillpfanne legen. Unter einem vorgeheizten Grill unter gelegentlichem Wenden 20 Minuten garen. Das Fleisch sollte zart sein, wenn Sie mit einer Gabel hineinstechen. Nach Belieben heiß auf einem Bett aus Safranreis und einer Gurken-Koriander-Raita servieren.

Zitronenhähnchen

Für 4 Personen – Vorbereitung: 15 Minuten – Garzeit: 30–35 Minuten

Pro Portion: 155 kcal/650 kJ, 17 g Eiweiß, 11 g Kohlenhydrate, 5 g Fett

1 EL Olivenöl

1 kleine Zwiebel, dünn geschnitten

4 Hähnchenbrüste ohne

Haut und Knochen (je 75 g)

2 EL gehackte Petersilie

300 ml   Hühnerbrühe (siehe Seite 107)

1 EL flüssiger Honig

Saft von 1 Zitrone

Salz und Pfeffer

2 TL Speisestärke

1 EL Wasser

Schale von 1 Zitrone, in Steifen geschnitten

1 Das Öl in einer großen Pfanne erhitzen. Die Zwiebel darin 3–4 Minuten andünsten. Hähnchenbrüste hinzugeben und von allen Seiten leicht bräunen.

2 Petersilie, Brühe, Honig, Zitronensaft und Salz und Pfeffer hinzugeben. Zugedeckt alles 20 Minuten köcheln lassen.

3 Mit einem Schaumlöffel die Hähnchenbrüste herausnehmen, auf einen Teller legen und warm halten.

4 Speisestärke in etwas Wasser anrühren, mit etwas von der heißen Kochflüssigkeit vermengen und in die Pfanne geben. Sauce eindicken. Zitronenschale in die Sauce geben und die Sauce über das Hähnchen gießen.

Gemüse „chow mein"

Für 4 Personen – Vorbereitung: 10–15 Minuten – Garzeit: ca. 8 Minuten

Pro Portion: 380 kcal/1606 kJ, 12 g Eiweiß, 62 g Kohlenhydrate, 11 g Fett, 7 g Ballaststoffe

250 g   getrocknete Faden- oder feine Eiernudeln

2   EL Erdnussöl

2   Möhren, in Stücke geschnitten

1   grüne Paprika, entstielt, entkernt, weiße Trennwände entfernt und längs in Streifen geschnitten

3   Selleriestangen, in feine Streifen geschnitten

200 g   Wasserkastanien (aus der Dose), abgetropft und in Stücke geschnitten

175 g   Chinakohl, Strunk entfernt und klein geschnitten

175 g   Spinat, gesäubert und klein geschnitten

Salz und Pfeffer

Für die Sauce:

2   TL Speisestärke

4   EL kaltes Wasser

2   EL Sojasauce

1   EL Reiswein oder trockener Sherry

1 Für die Sauce Speisestärke mit dem kalten Wasser, Sojasauce, Reiswein oder Sherry anrühren.

2 Die Nudeln mit den Händen in Stücke brechen, dann nach Packungsanleitung kochen.

3 In der Zwischenzeit den Wok erhitzen. Öl hineingeben und Möhren, Paprika und Sellerie im heißen Öl 2–3 Minuten unter Rühren anbraten.

4 Die vorbereitete Sauce in den Wok gießen, aufkochen lassen, gelegentlich umrühren. Den Wok vom Herd nehmen.

5 Die Nudeln in einem Sieb abgießen und in den Wok geben. Den Wok wieder auf den Herd stellen und die Wasserkastanien, Chinakohl und Spinat hinzugeben.

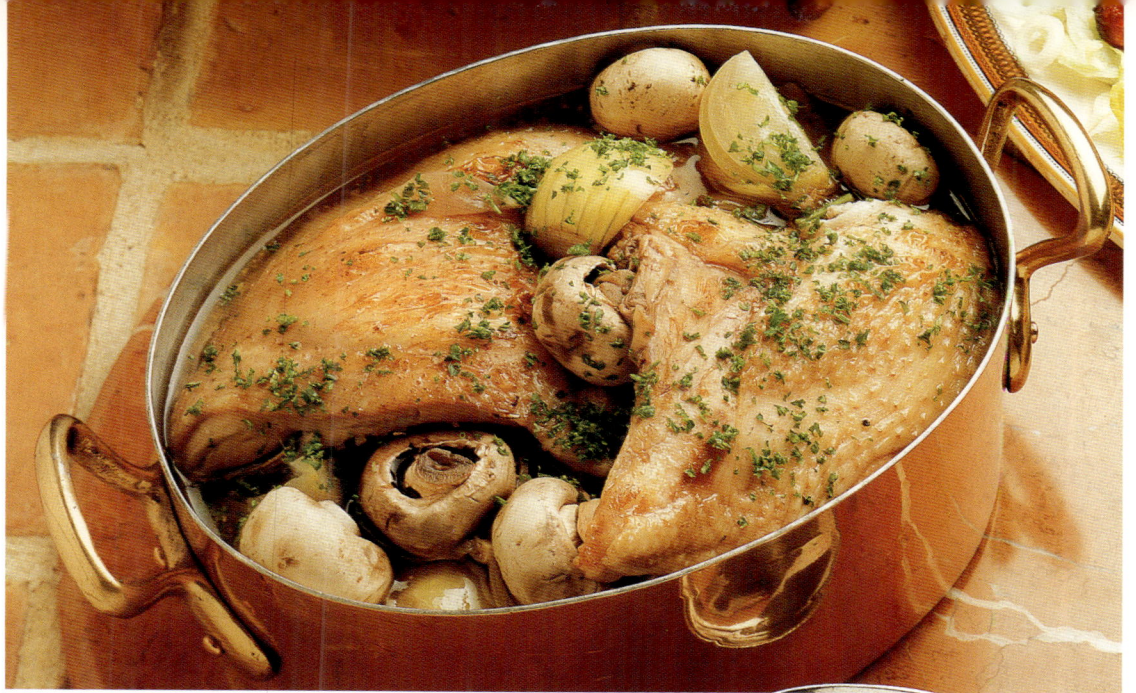

Coq au vin

Für 4 Personen – Vorbereitung: 10 Minuten, ohne Marinierzeit – Garzeit: ca. 1 Stunde
Pro Portion: 290 kcal/1225 kJ, 19 g Eiweiß, 6 g Kohlenhydrate, 17 g Fett, 2 g Ballaststoffe

4	Stücke Hähnchenfleisch, ohne Haut und Knochen (je etwa 175 g)
4	EL Brandy
250 g	junge Zwiebeln
900 ml	Hühnerbrühe (siehe Seite 107)
250 g	junge Pilze
	gehackte Petersilie zum Garnieren

Für die Marinade:
1	Knoblauchzehe, zerdrückt
150 ml	Rotweinessig
150 ml	Rotwein
1	EL Worcestersauce
Salz und Pfeffer	

1 Für die Marinade alle Zutaten miteinander verrühren. Das Hähnchenfleisch in eine flache Schale legen und die Marinade darüber gießen. Zugedeckt an einem kühlen Ort mindestens 3 Stunden marinieren, gelegentlich das Fleisch wenden.

2 Hähnchen herausnehmen und unter dem vorgeheizten Grill bräunen. Hähnchen in einen Schmortopf geben.

3 Brandy über das Fleisch träufeln und anzünden. Anschließend Zwiebeln und Brühe zugeben. Zugedeckt in einem vorgeheizten Backofen bei 220 °C (Gas Stufe 7) 50 Minuten schmoren.

4 Pilze zugeben und weitere 10 Minuten schmoren bzw. so lange, bis das Fleisch zart ist und der Saft herausläuft, wenn Sie in das Fleisch stechen.

5 In der Zwischenzeit die restliche Marinade in einen Topf geben und ohne Deckel schnell aufkochen lassen. Auf die Hälfte der Flüssigkeit reduzieren, in den Schmortopf geben. Mit gehackter Petersilie garnieren und heiß servieren.

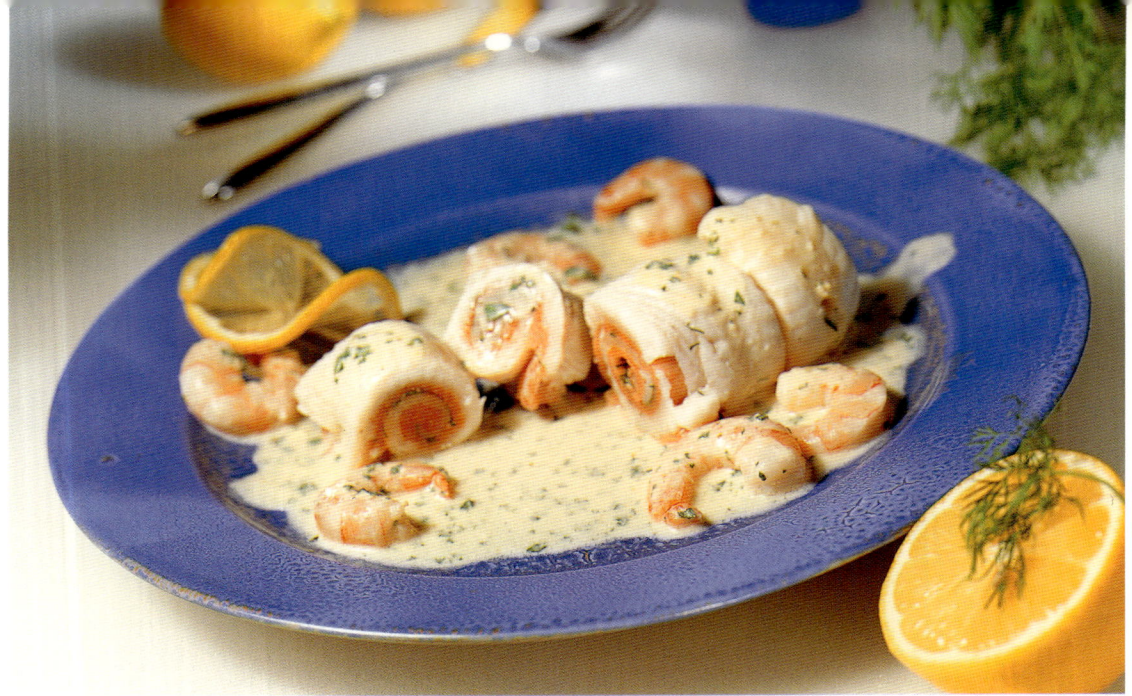

Seezunge und Räucher-Lachs-Paupiette

Für 6 Personen – Vorbereitung: 15 Minuten – Garzeit: ca. 15 Minuten
Pro Portion: 67 kcal/285 kJ, 14 g Eiweiß, 1 g Fett

6	**kleine Seezungenfilets (je etwa 50 g), ohne Haut**
	Salz und Pfeffer
3	**Scheiben Räucherlachs (je etwa 25 g)**
1	**EL gehackter Dill**
300 ml	**Fischbrühe**
300 ml	**Kräuter-Zitronen-Sauce (siehe Seite 121) nach Belieben**
50 g	**gekochte geschälte Garnelen**

Zum Garnieren:
Dillzweige
Zitronenschalenspiralen

1 Die Seezungenfilets flach drücken und mit Salz und Pfeffer würzen. Die Lachsscheiben der Länge nach halbieren und jeweils ein Stück auf jedes Zungenfilet legen. Mit Dill bestreuen und locker aufrollen. Mit Cocktailspießchen feststecken.

2 Die Fischrollen in eine flache Pfanne legen und die Brühe hinzugießen – der Fisch sollte vollständig bedeckt sein. Zugedeckt etwa 8 Minuten köcheln lassen. Herausnehmen, abtropfen lassen und warm halten.

3 Von der Kochflüssigkeit 4 Esslöffel in einen kleinen Topf geben, aufkochen und auf etwa 1 Esslöffel Flüssigkeit reduzieren.

4 Kräuter-Zitronen-Sauce unterrühren, die Garnelen hinzugeben, kurz erhitzen. Die Sauce über die Fischröllchen träufeln, mit Dill und Zitronenspiralen garnieren.

Kräuter-Zitronen-Sauce

Ergibt etwa 300 Milliliter – Vorbereitung: 10 Minuten
Pro Portion: 449 kcal/1863 kJ, 15 g Eiweiß, 19 g Kohlenhydrate, 35 g Fett

2 hart gekochte Eigelb
   Saft und Schale von 1 Zitrone
1 TL Französischer Senf
1 TL weicher brauner Zucker
4 EL Gemüsebrühe
2 EL Olivenöl
4 EL Naturjoghurt
1 EL fein gehackter Estragon, Basilikum, Petersilie
   Salz und Pfeffer

1 Eigelb mit Zitronenschale und -saft, Senf und Zucker zu einer feinen Paste verrühren. Nach und nach Brühe, Öl und Joghurt unterschlagen. Zum Schluss gehackte Kräuter und Salz und Pfeffer hinzugeben.

Gemüseeintopf

Für 4 Personen – Vorbereitung: 10 Minuten – Garzeit: ca. 25 Minuten
Pro Portion: 155 kcal/655 kJ, 5 g Eiweiß, 31 g Kohlenhydrate, 2 g Fett, 10 g Ballaststoffe

4 Möhren, in Scheiben geschnitten
4 Pastinaken, klein geschnitten
2 große Zucchini, in Scheiben geschnitten
2 Rüben, klein geschnitten
2 rote oder grüne Paprika, entstielt,
   entkernt, weiße Trennwände entfernt und grob gehackt
2 Zwiebeln, klein geschnitten
2 große Tomaten, enthäutet, entkernt
   und gehackt
600 ml Hühnerbrühe (siehe Seite 107)
1 Lorbeerblatt
1 EL gehackte Petersilie
1 EL gehackter Thymian
1 TL gehackter Majoran
   etwas Worcestersauce
   Salz und Pfeffer

1 Alle Zutaten in einen feuerfesten Schmortopf geben. Zum Kochen bringen, Schaum abschöpfen, dann zugedeckt 25 Minuten köcheln lassen, bis das Gemüse gar ist. Sofort servieren.

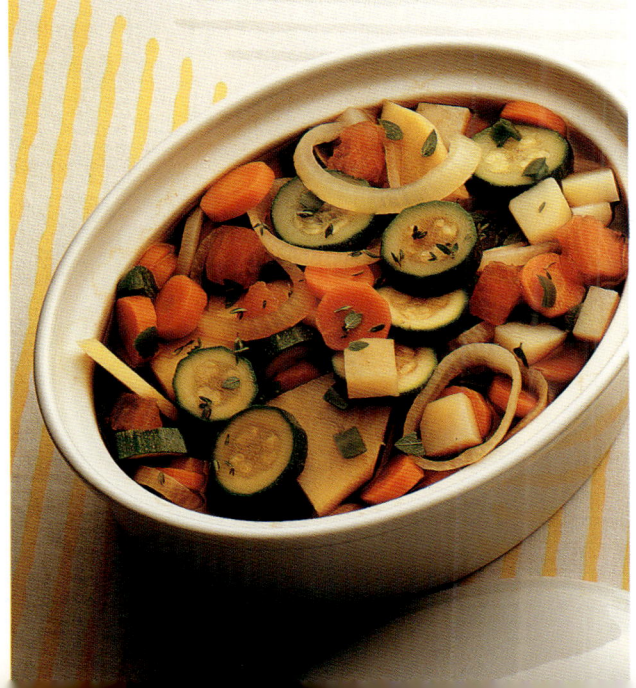

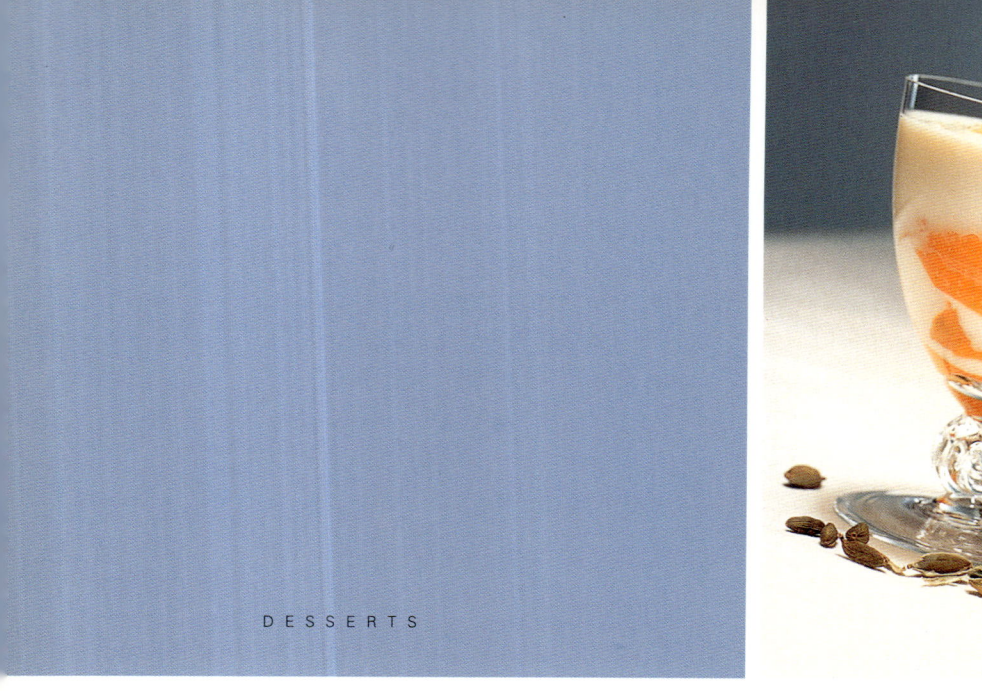

Fruchtjoghurt

Für 6 Personen – Vorbereitung: 10 Minuten
Pro Portion: 114 kcal/483 kJ, 4 g Eiweiß, 21 g Kohlenhydrate, 2 g Fett, 1 g Ballaststoffe

500 g	**Pfirsichscheiben (aus der Dose) oder Birnen im Saft, abgetropft**
475 ml	**fettarmer Vanillejoghurt**
2	**EL fein gehackte geröstete Mandeln**
½	**TL gemahlener Kardamom**

1 Das Obst auf 6 Dessertschalen aufteilen. Mit etwas von dem Joghurt bedecken und mit Mandeln und Kardamom bestreuen. Sofort servieren.

Meloneneis

Für 4 Personen – Vorbereitung: 20–25 Minuten, ohne Gefrierzeit
Pro Portion: 94 kcal/397 kJ, 5 g Eiweiß, 17 g Kohlenhydrate, 1 g Fett, 2 g Ballaststoffe

1	**große Melone (Ogen oder Charentais)**
300 ml	**Naturjoghurt**

1 Die Melone halbieren, entkernen. Das Fruchtfleisch herausschneiden und in einer Küchenmaschine oder mit einem Mixer fein pürieren.

2 Melonenpüree mit dem Joghurt vermengen. Die Mischung in einen flachen Gefrierbehälter füllen und gefrieren, bis das Eis fest ist.

3 Mit einem Portionierer Kugeln ausstechen.

Kokosnusskekse

Ergibt 24 Kekse – Vorbereitung: 10 Minuten – Backzeit: 15–20 Minuten
Pro Keks: 94 kcal/392 kJ, 1 g Eiweiß, 10 g Kohlenhydrate, 6 g Fett, 1 g Ballaststoffe

125 g	Margarine oder Butter
50 g	heller Sirup
50 g	Demerara-Zucker
1	TL Backpulver
50 g	frisch geriebene oder fertige Kokos-raspel
75 g	Hirseflocken
125 g	braunes Reismehl

1 Margarine oder Butter, Sirup und Zucker in einen großen Topf geben und unter Rühren bei schwacher Hitze schmelzen lassen. Den Topf vom Herd nehmen, Backpulver hinzufügen und untermengen. (Die Mischung wird jetzt um einiges größer.) Restliche Zutaten unterrühren.

2 Leicht abkühlen lassen, nochmals durchkneten und 24 kleine Kugeln daraus formen.

3 Die Kugeln auf 2 eingefettete Backbleche legen, nicht zu dicht nebeneinander, da sie durch das Backen größer werden.

4 Das Backblech in den vorgeheizten Backofen schieben und die Kekse bei 160 °C (Gas Stufe 3) 15–20 Minuten goldbraun backen. Die Kekse auf den Blechen abkühlen lassen, auf einem Rost ganz auskühlen lassen.

Pfirsichcrisps

Für 6–8 Personen – Vorbereitung: 15 Minuten – Garzeit: 25–30 Minuten
Pro Portion: 337 kcal/1402 kJ, 4 g Eiweiß, 50 g Kohlenhydrate, 15 g Fett, 6 g Ballaststoffe

1,5 kg	Pfirsiche, enthäutet, entsteint und dick geschnitten
2	TL Zitronensaft
25 g	Mehl
3	EL Semmelbrösel
40 g	Hafermehl
125 g	brauner Zucker
½	TL gemahlener Zimt
je ¼	TL geriebene Muskatnuss und Ingwer
100 g	Butter

1 Pfirsiche und Zitronensaft mischen und in eine eingefettete feuerfeste flache Auflaufform (2 Liter Inhalt) geben.

2 Mehl, Semmelbrösel, Hafermehl, Zucker, Gewürze und Butter miteinander vermengen. Die Mischung auf die Pfirsiche streichen und etwas andrücken.

3 Im vorgeheizten Backofen bei 190 °C (Gas Stufe 5) etwa 25–30 Minuten braun und knusprig backen. Mit Vanilleeis oder Schlagsahne servieren.

Glossar

COLITIS: Entzündung des Colon bzw. Dickdarms. Der Begriff kann auch für eine Reihe von anderen Störungen des Colon verwendet werden. Zu den Symptomen gehören Durchfall (oft mit Blut und Schleim), Bauchschmerz und Fieber.

ENZYME: Eine Gruppe von Proteinen, die gewisse biochemische Reaktionen beschleunigt.

FIBROMYALGIE: Ein Leiden, das durch Muskelschmerzen und Muskelsteifheit charakterisiert ist.

FUNKTIONELLE DARM-STÖRUNGEN: Dazu gehören neben dem Reizdarm-Syndrom auch andere Darmerkrankungen. Merkmal einer funktionellen Darmstörung ist eine geänderte „Arbeitsweise" des Darms.

GASTROINTESTINAL: Den Magen und Darm betreffend.

HOLISTISCH: Der Mensch als Ganzes steht bei der Behandlung im Mittelpunkt.

MALABSORPTION: Verminderte Nährstoffaufnahme aus dem Magen-Darm-Kanal.

METABOLISMUS: Stoffwechsel; die Summe aller biochemischen Prozesse. Training, Ernährung und die Temperatur können den Stoffwechsel im Körper beeinflussen.

MOTILITÄT: Die Muskelaktivität im Darm.

NICHT-STEROIDALES ANTIRHEUMATIKUM (NSAR): Diese Medikamente unterdrücken Entzündungen ähnlich wie die Steroide, aber ohne Nebenwirkungen. Sie werden auch gegen Schmerzen und Fieber eingesetzt.

PERISTALTIK: Unbewusst ablaufende Muskelkontraktionen des Darms, durch welche die Nahrung erst transportiert werden kann.

PORPHYRIE: Anomalie, bei der der Körper zu viel Porphyrin produziert. Die Krankheit wird vererbt.

PROSTAGLANDIN: Diese Substanzen werden in fast jedem Körpergewebe gebildet. Sie regulieren u. a. die Aktivität der glatten Muskeln. Prostaglandine werden nicht im Körper gespeichert.

SEROTONIN: Ein Erwachsener hat durchschnittlich 5 bis 10 mg Serotonin im Körper, in der Hauptsache in den Blutplättchen, im Darm und im Gehirn. Als Neurotransmitter beeinflusst Serotonin das Lernen, den Schlaf und die Stimmung.

SOMATISIERUNG: Körperliche Ausprägungen emotionaler Störungen

Sachregister

Sachregister